Pour être tenu au courant de nos publications,
envoyez vos coordonnées à :
info@laplage.fr
www.laplage.fr

ISBN : 978-2-84221-447-0

Traduit de l'allemand par Catherine Schiellein.
Couverture : David Cosson - Dazibaocom.com

Imprimé sur du papier recyclé, sur les presses de Beta (ES),
imprimeur labellisé pour ses pratiques respectueuses de
l'environnement.

Guide nutritionnel vegan

Sonja Reifenhäuser

éditions la plage

Préambule

L'alimentation végétale gagne du terrain et il ne s'agit pas simplement d'une mode passagère. L'Union Végétarienne Européenne estime que 2 % des Français sont végétariens (1,2 millions de personnes), de même que 2 % des Belges (200 000 personnes) et 9 % des Suisses (657 000 personnes). Selon la même source, il y aurait presque deux millions de végétariens en Espagne (4 %), 3,6 millions au Royaume Uni (6 %) et environ 7 millions en Allemagne (9 %). Il est assez difficile de trouver des statistiques précises sur le nombre de végétaliens, mais partout, la tendance est à la hausse.

Pourquoi y a-t-il de plus en plus de personnes pour choisir cette voie ? Au fond, quels sont les effets d'une alimentation végétalienne ? La réputation de la nourriture végétale, qu'on dit « meilleure pour la santé », est-elle justifiée ? À quoi faut-il être attentif pour se nourrir de façon saine et équilibrée ? Vous trouverez des réponses à toutes ces questions dans ce guide nutritionnel de l'alimentation vegan.

Mais vous attendez peut-être autre chose de cet ouvrage ? Vous avez envie de vous essayer à l'alimentation végétalienne et de connaître de nouveaux ingrédients ?

Ou alors, vous aimeriez simplement réduire votre consommation de viande mais craignez le risque de carences ?

Ce guide nutritionnel vous permettra d'explorer l'alimentation végétalienne en toute sécurité. J'espère aussi vous convaincre qu'il s'agit d'un mode d'alimentation aussi plaisant que varié. Soyez curieux et goûtez à tout ! En effet, les aliments naturels, non transformés, renferment tous des éléments nutritifs bénéfiques pour l'organisme et propices à la santé.

Je vous souhaite de prendre beaucoup de plaisir dans votre découverte de l'alimentation vegan !

Sonja Reifenhäuser

SOMMAIRE

Un guide nutritionnel vegan : pour quoi faire ?

L'importance d'une alimentation saine et équilibrée ne fait plus de doute de nos jours. Chacun souhaite préserver, voire augmenter, ses capacités physiques et intellectuelles, sa vitalité et sa santé jusqu'à un âge avancé. Parallèlement, l'intérêt pour des produits alimentaires locaux, frais et savoureux ne cesse de croître. C'est dans ce contexte que le veganisme révèle toutes ses potentialités. Il rend possible le choix d'un autre mode de vie. Pourtant des inquiétudes subsistent au sujet de la valeur nutritive des aliments d'origine végétale ainsi que des incertitudes sur les choix à effectuer pour constituer une alimentation équilibrée. Selon un mythe bien ancré, les vegans – ou végétaliens – souffriraient plus fréquemment de carences alimentaires que les personnes « omnivores ». Or il n'en est rien. Le fonctionnement du corps humain est d'une grande complexité et ses différentes composantes sont étroitement imbriquées. Si vous souhaitez changer d'alimentation, il vous suffira de porter un peu plus d'attention au choix de vos aliments. Grâce aux tableaux des valeurs nutritives, vous apprendrez à vous nourrir de manière saine et équilibrée en consommant des ingrédients frais et savoureux.

Le contenu de cet ouvrage, s'il repose sur les connaissances scientifiques actuelles, ne prétend pas être exhaustif. Il vous permettra cependant de vous faire une bonne idée générale du végétalisme et de ses effets sur la santé.

Que signifie le terme « vegan » ?

Être vegan signifie vivre et se nourrir en évitant absolument et sans exception le recours aux produits et ingrédients d'origine animale. Ceci dans l'alimentation, évidemment, qui est purement végétale (autrement dit, végétalienne) et ne comporte ni viande, ni poisson, ni produits laitiers, ni aucun aliment renfermant des sous-produits animaux. Mais les produits d'entretien et les cosmétiques contenant des matières animales ou testés sur les animaux sont également exclus du mode de vie vegan. L'exploitation des animaux, sous toutes ses formes, est proscrite.

INFO

« Veganisme » : définition

Plus qu'un simple mode d'alimentation, le veganisme est un mode de vie. Par souci d'éthique, les vegans se refusent à consommer tout aliment issu des animaux, qu'il s'agisse de viande, poisson, charcuterie, fromage, lait, laitages ou miel, ainsi que les sous-produits animaux comme la gélatine ou la gomme-laque ou shellac (une résine produite par la femelle de la cochenille). Ils ne portent pas de vêtements en cuir, fourrure, duvet, feutre ou laine et évitent d'utiliser des pinceaux en poils d'animaux ou de la literie en plumes. Les vegans ne fréquentent ni les zoos, ni les cirques avec animaux, ni les parcs animaliers, ni les aquariums. Ils ne soutiennent aucune pratique sportive utilisant des animaux.

La tradition du végétarisme et du végétalisme remonte à l'Antiquité. Parmi ses adeptes célèbres, on peut citer Pythagore et ses disciples – les pythagoriciens – ainsi que Platon et Aristote, qui eux aussi, selon des sources historiques, étaient végétariens et s'opposaient à la mise à mort et à la consommation des animaux.

La première société végétarienne fut fondée au Royaume-Uni en 1847 (*Vegetarian Society of the United Kingdom*), suivie en 1944 par la *Vegan Society*. Le terme « vegan », inventé par Donald Watson, le fondateur de la *Vegan Society*, résulte de la contraction du mot « VEG-etari-AN ». Le veganisme est donc en quelque sorte la suite logique du végétarisme. En français, le terme « végétalien » fait référence à des choix alimentaires purement végétaux, tandis que le terme « vegan » inclut également un certain mode de vie.

Pourquoi choisir une alimentation végétalienne ?

Chacun connaît les qualités des fruits et des légumes : ils contiennent de précieuses vitamines, des sels minéraux, des substances végétales secondaires et des fibres alimentaires. Mais quels sont les avantages d'une alimentation purement végétale ?

Raisons éthiques

Exploiter un animal pour ses propres fins pose aux vegans un problème d'ordre éthique. Ils s'y refusent dans tous les domaines, qu'il s'agisse d'alimentation, de vêtements ou de produits cosmétiques. Ils pensent que l'on peut vivre sainement et sans privations en évitant ces produits. Ils s'engagent pour les droits des animaux et leur protection.

Raisons de santé

Les raisons de santé sont une autre motivation importante dans le choix d'une alimentation végétalienne, que l'on souhaite préserver sa santé, la retrouver en cas de maladie ou éviter les maladies de civilisation, comme celles dues aux résidus médicamenteux et aux hormones de croissance. Depuis la publication du Rapport Campbell (titre original : *The China Study*), on sait qu'une forte consommation de produits animaux accroît le risque de maladie. L'être humain est doté d'un organisme qui lui permet de manger de tout, ou presque, mais il jouira d'une meilleure santé s'il privilégie une alimentation saine et végétale. D'autre part, il y a de plus en plus de personnes qui supportent mal les produits laitiers ou certaines céréales : les cas d'intolérances et d'allergies alimentaires ne cessent d'augmenter. Ainsi, l'alimentation est devenue un sujet de préoccupation pour bon nombre d'entre nous. De plus en plus de consommateurs s'interrogent sur le contenu des produits alimentaires et leur provenance. Ils sont attentifs à la qualité de leur alimentation.

L'alimentation végétale est meilleure pour la santé

Une alimentation principalement végétale apporte généralement à l'organisme davantage d'éléments nutritifs que l'alimentation mixte traditionnelle. Les vegans se nourrissent essentiellement de légumes et de fruits – 70 % de légumes pour 30 % de fruits, de préférence – riches en éléments nutritifs et en eau. Dans l'idéal, un repas vegan se compose de deux à trois légumes différents associés à des céréales et des oléagineux bons pour la santé.

INFO

Avantages pour la santé d'une alimentation vegan

De nombreuses études le prouvent : les vegans ont moins de cholestérol que les non-végétariens, de meilleures défenses immunitaires et un risque plus faible de maladies cardio-vasculaires. Ils sont également moins menacés par l'obésité et le diabète de type II. Dans l'ensemble, les vegans ont un mode de vie plus sain que le reste de la population : ils consomment peu d'alcool, fument rarement et bougent davantage.

Cependant, une alimentation végétale n'est pas forcément des plus saines. On voit apparaître depuis quelques temps des vegans qui remplacent les aliments d'origine animale par de la nourriture de type fast food. Or si frites, falafels et pizzas sont bien des aliments à base de plantes, ils ne sont pas ce qu'il y a de mieux pour la santé, car souvent trop gras, trop sucrés, trop salés ou additionnés d'exhausteurs de goût. En revanche, une nourriture bien choisie et variée, évitant les produits raffinés et privilégiant les aliments d'origine végétale, apporte à l'organisme de nombreux bénéfices :

- Elle fait baisser les taux de cholestérol et de lipides sanguins, car par rapport aux aliments d'origine animale, les aliments à base de plantes contiennent jusqu'à un tiers de graisses en moins.

- Maladies cardio-vasculaires, calculs rénaux, cancers et rhumatismes sont moins fréquents chez les végétariens et les végétaliens que dans le reste de la population.
- Une alimentation riche en fruits et légumes permet de consommer vitamines, sels minéraux et oligo-éléments en abondance, avec pour effet une augmentation de la vitalité et de l'endurance et une diminution du temps de récupération.
- Une alimentation essentiellement végétale a sur l'organisme un effet alcalinisant.

Selon l'Association américaine de diététique (*American Dietetic Association*), une alimentation végétalienne bien planifiée est sans risque pour la santé, et ce à tout âge. L'organisme humain peut se comparer à un accumulateur auquel on fournirait chaque jour un surplus d'éléments nutritifs essentiels et qui se trouverait ainsi chargé à bloc – à condition de disposer d'une bonne condition physique et d'un métabolisme efficace.

Raisons écologiques et environnementales

De nombreux vegans cherchent à réduire leur empreinte écologique (ressources environnementales utilisées quotidiennement par l'être humain) dans le but d'exercer, à travers leurs choix alimentaires, un impact positif sur le climat, l'environnement et par là, sur les ressources alimentaires mondiales. Ils optent pour des produits biologiques, locaux et de saison. Dans le même esprit, ils privilégient les biens de consommation durables et les utilisent avec parcimonie. Ils s'engagent pour la défense des animaux et adoptent envers eux-mêmes et envers l'environnement un comportement plus responsable – des valeurs que peuvent évidemment partager des non-vegans.

Le choix d'une alimentation végétale se trouve donc en opposition avec l'économie conventionnelle, qui produit trop et trop vite et qui met l'accent sur la croissance et le profit. Dans l'Union Européenne, la consommation de viande totale et par tête connaît une légère baisse depuis quelques années mais elle reste élevée, puisqu'elle est de l'ordre de soixante kilos par an. Pourtant, les diverses autorités sanitaires conseillent de ne pas dépasser 300 à 500 grammes par semaine, c'est à dire entre 15 et 25 kilos par an : environ le tiers de la consommation annuelle effective.

Quels sont les besoins de l'organisme ?

Pour fournir à l'organisme des apports optimaux en vitamines et sels minéraux, on recommande actuellement de consommer entre cinq et sept portions de fruits et légumes par jour. La tâche est bien plus facile pour les végétaliens que pour les non-végétariens, car un plat végétalien contient beaucoup plus d'ingrédients à base de plantes qu'une recette traditionnelle. De plus, il suffit de prendre un smoothie vert (voir page 51) au petit-déjeuner pour absorber dès le matin trois à cinq portions de fruits, légumes ou fines herbes.

Le tableau synthétique suivant offre un aperçu général des apports journaliers recommandés pour les vitamines et les sels minéraux. Il s'agit toutefois de valeurs moyennes, confondant les hommes et les femmes, les jeunes et les adultes. Or chaque individu a des besoins énergétiques différents, qui lui sont particuliers. Ces besoins sont déterminés par l'âge, le sexe et d'autres facteurs individuels.

Règle générale : **métabolisme de base + métabolisme d'activité = dépense énergétique totale**

Le **métabolisme de base (ou basal)**, c'est la quantité d'énergie (de kilocalories) dont l'organisme a besoin au repos pour remplir ses fonctions vitales. À titre d'indication, on compte généralement 1 kilocalorie par kilo de poids corporel et par heure.

Le **métabolisme d'activité (ou d'exercice)**, c'est la quantité d'énergie utilisée lors de l'activité physique.

Ensemble, le métabolisme de base et le métabolisme de l'effort déterminent la **dépense énergétique totale**. En moyenne, elle est de 2000 à 2400 kilocalories chez les femmes et de 2500 à 3000 kilocalories chez les hommes.
Pour maintenir un poids de santé, il ne faut pas consommer plus que la dépense énergétique totale, sans pour autant compter trop scrupuleusement ses calories.

Apports nutritionnels quotidiens : valeurs de référence	
Vitamines	
Acide folique	300 µg
Acide pantothénique (B5)	6 mg
Biotine	30-60 µg
Niacine	13-17 mg
Vitamine A (rétinol)	0,8-1,1 mg
Vitamine B1 (thiamine)	1,0-1,3 mg
Vitamine B12 (cobalamine)	3,0 µg
Vitamine B2 (riboflavine)	1,2-1,5 mg
Vitamine B6 (pyridoxine)	1,2-1,6 mg
Vitamine C (acide ascorbique)	100 mg
Vitamine D (calciférol)	5 µg
Vitamine E (tocophérols)	11-15 mg
Vitamine K (phylloquinone)	60-80 µg
Macronutriments	
Glucides (hydrates de carbone)	55 % de l'apport énergétique total
Lipides (graisses)	30 % de l'apport énergétique total
Protéines	0,8-0,9 g par kilo de poids corporel
Sels minéraux et oligo-éléments	
Acide linoléique (oméga-6, n-6)	2,5 % de l'apport énergétique total
Acide linolénique (oméga-3, n-3)	0,5 % de l'apport énergétique total
Calcium (Ca)	1000-1200 mg
Chlore (Cl)	830 mg
Chrome (Cr)	30-100 µg
Cuivre (Cu)	1,0-1,5 mg
Fer (Fe)	10-15 mg
Fluor (F)	2,9-3,8 mg
Iode (I)	180-200 µg
Magnésium (Mg)	300-400 mg
Manganèse (Mn)	2,0-5,0 mg
Molybdène (Mo)	50-100 µg
Natrium (Na)	550 mg
Phosphore (P)	700-1250 mg
Potassium (K)	2000 mg
Sélénium (Se)	30-70 µg
Zinc (Zn)	7,0-10,0 mg

Macronutriments

L'alimentation se compose, pour simplifier, des trois nutriments majeurs (appelés également macronutriments) que sont les protéines, les lipides et les glucides. Les apports en calories devraient normalement se répartir ainsi : 15 % de l'énergie fournie par les protéines, 30 % par les lipides et 55 % par les glucides. Cependant, ces proportions peuvent être modifiées en fonction de l'activité professionnelle ou du mode de vie de chacun.

Les protéines

Les protéines, ou protides, sont des molécules biologiques présentes dans tous les organismes vivants, qu'il s'agisse de plantes ou d'animaux. Elles sont constituées d'environ vingt-deux acides aminés, dont huit sont dits « essentiels » car ils doivent obligatoirement être fournis par l'alimentation, le corps humain étant incapable de les fabriquer.

Les protéines sont nécessaires à la construction et au bon fonctionnement de chaque cellule du corps. Elles participent également à la régulation du métabolisme. Comme leur teneur en protéines est différente, les aliments d'origine animale et végétale n'ont pas la même valeur biologique. Par « valeur biologique », on entend la qualité de l'assimilation d'un aliment par le corps humain. Les protéines animales sont considérées comme complètes car elles contiennent les huit acides aminés essentiels, ce qui les rend facilement et immédiatement utilisables par l'organisme.

Cependant, comme certaines plantes – dont **l'avocat, la banane, la noix de coco, le chanvre et le quinoa** – contiennent les huit acides aminés essentiels, il n'est pas indispensable de recourir aux produits animaux. En outre, l'association judicieuse de protéines végétales complémentaires (celle du maïs et des haricots rouges, par exemple) permet d'améliorer la valeur protéique de l'alimentation, assurant ainsi sa parfaite assimilation. Quant à savoir si les meilleures protéines pour la santé sont d'origine animale ou végétale, c'est une question dont les experts et les scientifiques continuent de débattre. Si on considère généralement que les protéines animales sont plus facilement assimilables, il faut savoir que le processus de leur digestion produit des déchets acides. Ceux-ci sont normalement éliminés par les urines, mais en cas d'apports excessifs, l'organisme ne parvient plus à les évacuer : leur accumulation est alors dangereuse pour la santé.

IMPORTANT

Le soja est-il bon pour la santé ?

Le soja et ses produits dérivés font baisser le taux de cholestérol et apportent à l'organisme des protéines de qualité. Cependant, même s'ils représentent une bonne source de protéines pour les végétaliens, ils doivent être consommés avec modération en raison de leur teneur en isoflavones, des phytoestrogènes qui peuvent, en cas de consommation excessive, perturber l'équilibre hormonal. D'autre part, le soja nuirait au bon fonctionnement de la thyroïde.

Sources de protéines de qualité

Parmi les meilleures sources de protéines, on compte les algues comme la chlorelle et la spiruline, les champignons shiitaké, le chanvre, les graines de lin, les haricots secs, le lupin doux, les noix, noisettes, amandes et autres fruits à coques, les pois, les pois-chiches, le quinoa, le seitan, le sésame et le soja (sous forme de fèves, yaourt, lait ou tofu). Mais tous les aliments – y compris les fruits et les légumes – contiennent certaines protéines, même si c'est en moindre quantité. Par leur effet alcalinisant sur l'organisme, les fruits et les légumes régulent l'équilibre acido-basique et le potentiel hydrogène (pH) du corps. Le pH mesure la concentration en hydrogène d'une solution, comme le sang notamment, et son degré d'acidité. La valeur pH indique le degré d'acidité ou d'alcalinité de l'organisme, sur une échelle de 0 à 14 : il est acide si son pH est inférieur à 7, neutre si son pH est égal à 7 et basique si son pH est supérieur à 7. Le pH idéal d'un organisme sain se situe à 7,4.

Les lipides

On appelle lipides les graisses – ou corps gras – alimentaires. Il s'agit presque exclusivement de triglycérides, qui sont composés de trois molécules d'acides gras reliées à une molécule de glycérol. Ces triglycérides représentent près de 90 % des graisses alimentaires. L'organisme a besoin de corps gras pour construire les cellules, les membranes cellulaires et les muscles. En outre, la graisse réchauffe le corps et protège les organes. Sans les lipides, l'organisme serait incapable d'assimiler de nombreuses vitamines indispensables à la vie.

Les acides gras sont tous constitués d'atomes de carbone et d'hydrogène. En fonction de la quantité des divers composés carbonés qu'ils contiennent, ils se subdivisent en acides gras saturés, monoinsaturés et polyinsaturés. Ces derniers, indispensables à l'organisme, sont dits « essentiels » car contrairement aux autres acides gras, ils ne peuvent pas être synthétisés par le corps humain. Les acides gras polyinsaturés comprennent deux sous-groupes : les oméga-3 et les oméga-6, également notés n-3 et n-6 (voir page 30). Ils sont présents, entre autres, dans l'huile de tournesol, l'huile de lin, les graines et les amandes. Quant à l'huile de coco, elle occupe une place à part parmi les corps gras. En dépit de sa teneur en graisses saturées et malgré des préjugés tenaces, il s'agit de l'un des corps gras les plus sains que la nature nous ait donné. En effet, les acides gras de l'huile de coco mènent une lutte sans merci aux radicaux libres, ces molécules qui accélèrent le vieillissement et favorisent l'apparition de certaines maladies. Non content de piéger les radicaux libres, l'acide laurique contenu dans l'huile de coco stimule le métabolisme, aidant ainsi à brûler davantage de graisses. Cependant, les radicaux libres n'ont pas que des inconvénients. Produits par les cellules immunitaires du corps humain pour détruire cellules tumorales et agents pathogènes, ils ont également des effets bénéfiques.

Les corps gras sont également indispensables à l'assimilation de certaines vitamines, dites « liposolubles » (vitamines A, D, E et K), que l'organisme ne peut utiliser qu'en présence de matières grasses.

La vitamine C, quant à elle, est soluble dans l'eau (hydrosoluble), de même que les vitamines du groupe B : leur assimilation par l'organisme est indépendante de l'apport en lipides. Ceci dit, rien n'oblige à consommer des corps gras au même repas que les vitamines liposolubles, car lors d'une alimentation normale, il subsiste toujours dans le tube digestif suffisamment de graisse pour permettre à l'organisme de cliver ces vitamines et les assimiler. On voit que l'être humain a besoin de lipides pour être en bonne santé, produire de nouvelles cellules, assurer le bon fonctionnement du métabolisme et raffermir la peau – c'est la raison pour laquelle de nombreuses crèmes pour la peau contiennent des corps gras naturels. Limiter au maximum sa consommation de matières grasses n'est donc pas souhaitable. Ce qui importe, en revanche, c'est de bien les choisir !

Les bonnes graisses

Les avocats, les graines, les huiles d'arachide, de coco, de colza et de sésame, les huiles non chauffées de caméline, de chanvre, de lin, d'olive et de noix, ainsi que les noix, noisettes, amandes et autres fruits à coques contiennent des acides gras de qualité.

IMPORTANT

Attention aux graisses trans !

La consommation d'acides gras trans (AGT) est fortement déconseillée. Les AGT se forment au cours de l'hydrogénation des huiles végétales, processus qui les fait passer de l'état liquide à l'état solide. Notamment présents dans certaines margarines ou produits industriels, ils peuvent également apparaître lorsqu'on chauffe les huiles végétales, à l'exception des huiles d'arachide, de sésame et de coco. Les AGT augmentent le risque de maladies cardio-vasculaires et d'athérosclérose.

Les glucides

Les féculents font tous partie des glucides (ou hydrates de carbone). Il en est de même pour tous les types de sucre, qu'il s'agisse de sucre raffiné, de fructose ou des polysaccharides (ou glucides complexes) contenus dans les fibres végétales des fruits, légumes et herbes.

Les monosaccharides (ou sucres simples) contiennent de trois à sept atomes de carbone.

Dans cette catégorie, on trouve le glucose, le fructose et le galactose. Les disaccharides résultent de la combinaison de deux molécules de monosaccharide. Le saccharose (sucre de canne ou de betterave), le lactose (sucre du lait) et le maltose (sucre de malt) sont des disaccharides. Les polysaccharides (ou sucres complexes) sont composés d'au moins dix molécules de monosaccharide. Parmi eux, on peut citer l'amylose (ou amidon), le glycogène (ou amidon animal) et la cellulose (constituant principal des parois cellulaires végétales). Ce sont les glucides qui fournissent de l'énergie à l'organisme. À la différence des lipides, ils sont utilisables directement. Les glucides simples, à chaîne courte, passent rapidement dans le sang, font augmenter le taux d'insuline et procurent immédiatement de l'énergie. L'assimilation des glucides complexes, à chaîne longue (comme ceux des pommes de terre ou des céréales) est plus lente : ils fournissent ainsi de l'énergie longue durée. Leur effet est plus durable pour l'organisme, car ils font augmenter plus progressivement la glycémie, et donc l'énergie. Tous les glucides, simples ou complexes, sont stockés par le foie et les muscles sous forme de glycogène.

Les bonnes sources de glucides

On peut citer l'amarante, l'avoine, la banane, l'épeautre, le maïs, l'orge, le pain, les pâtes et le riz complets, la pomme de terre et le quinoa. Mais d'autres aliments contiennent également une certaine proportion de glucides.

Eau

L'eau est l'élixir de vie ! Elle fait partie des macronutriments, même si elle n'apporte aucune véritable nourriture à l'organisme. Le corps humain est composé d'au moins 60 % à 65 % d'eau, une proportion qui s'élève à 70 %, voire 80 %, pour le cerveau. Rien d'étonnant, donc, à ce qu'elle soit indispensable au fonctionnement de chacune de nos 100 milliards de cellules. La quantité d'eau nécessaire à un adulte varie entre 1,5 et 2,5 litres par jour, en fonction de sa taille et de ses besoins spécifiques. Les eaux gazeuses sont à déconseiller, car le gaz carbonique qu'elles contiennent est, en fait, un déchet que le corps élimine par l'expiration. En le réintroduisant dans l'organisme, la consommation d'eau gazeuse peut donc avoir des effets irritants et acidifiants. En effet, le gaz carbonique est un acide et il est métabolisé comme tel : il agit donc sur le pH du sang et des tissus. Voici quelques conseils simples et pratiques pour vous aider à boire suffisamment d'eau au quotidien.

- Le matin au réveil, prenez l'habitude de boire un verre d'eau tiède pour compenser les pertes hydriques de la nuit.
- Ayez toujours à portée de main une carafe d'eau et un verre, pour ne pas oublier de boire.

- Lorsque vous avez faim, commencez par boire un verre d'eau, car la faim et la soif sont des sensations souvent confondues.
- Si vous trouvez l'eau pure trop fade, ajoutez-y une tranche d'orange ou de citron.

Les nutriments à surveiller

Pour éviter toute carence, il faut veiller à des apports suffisants en certains nutriments.

La vitamine B12

On évoque souvent le risque de carence en vitamine B12 (ou cobalamine) à propos du régime végétalien. La vitamine B12 est essentielle au corps humain, qui n'est pas capable de la fabriquer et doit donc l'obtenir par des apports extérieurs. En revanche, il est inutile que ceux-ci soient quotidiens car cette vitamine est stockée dans le foie et les reins, avec des réserves généralement suffisantes pour une durée de trois à cinq ans. La vitamine B12 est produite grâce aux bactéries – ou micro-organismes – présentes dans l'intestin et à une protéine secrétée par l'estomac : le facteur intrinsèque. Leur association permet l'absorption de la vitamine B12 au niveau de l'intestin grêle : dans l'iléon, plus précisément. La vitamine B12 intervient dans la formation de l'ADN, ainsi que dans la croissance et la division des cellules.

INFO

Produits alimentaires enrichis en vitamine B12

Il y a belle lurette que l'industrie alimentaire s'est emparée de la question : on trouve donc dans les rayons des supermarchés de nombreux produits enrichis en vitamine B12, notamment des dérivés du soja (lait, yaourt ou tofu). Cependant, la vitamine contenue dans ces produits est de la cyanocobalamine, autrement dit, de la vitamine B12 synthétique. Moins bioactive que la méthylcobalamine et l'adénosylcobalamine, les formes naturelles de la vitamine, elle est absorbée et métabolisée plus difficilement par le corps humain. Le type de cobalamine présent dans le produit doit figurer sur l'emballage. À défaut, on peut contacter le fabricant.

En fait, les personnes qui consomment de la viande et du poisson ne sont pas davantage à l'abri d'une carence en vitamine B12 que les végétariens ou les végétaliens. Les signes d'un manque de cette vitamine sont multiformes : fatigue, névropathies, troubles de la digestion, déficience immunitaire ou faiblesse générale. Il arrive fréquemment que ces symptômes ne se déclarent qu'au bout de plusieurs années, lorsque les réserves stockées dans le foie, les reins et les tissus sont épuisées. La cobalamine se trouve essentiellement dans les produits d'origine animale comme la viande, la volaille, le poisson, les moules et autres fruits de mer, et dans une moindre mesure, dans les produits laitiers. Autrefois, lorsque les terres de culture étaient saines et que les aliments étaient produits de façon biologique, sans apports de pesticides ou d'herbicides, la vitamine B12 était davantage présente dans les fruits et les légumes et donc consommée régulièrement. Mais aujourd'hui, à notre

époque d'agriculture industrialisée, bien peu d'aliments naturels en contiennent encore.
Certes, on trouve des substances analogues à la vitamine B12 dans une petite cinquantaine d'aliments, parmi lesquels la chlorelle (une algue microscopique), l'herbe de blé et le miso (pâte de soja japonaise), mais à l'heure actuelle, les avis scientifiques divergent sur la capacité de l'organisme à utiliser ces analogues de la vitamine B12. Certains aliments fermentés, comme la choucroute ou d'autres légumes et les yaourts maison à base d'oléagineux contiennent des bactéries lactiques qui produisent de la vitamine B12 en petites quantités.

Hausse du taux d'homocystéine : un indicateur de carence en vitamine B12

On conseille aux végétaliens de demander une fois par an une analyse de sang à leur médecin traitant. À cette occasion, il convient de prêter une attention particulière au taux d'homocystéine. Un excès d'homocystéine peut endommager les parois des vaisseaux sanguins et provoquer l'accumulation d'amas graisseux dans les artères, favorisant ainsi l'athérosclérose. Pour réguler la production d'homocystéine, l'organisme a besoin de vitamine B12. Comme la carence en vitamine B12 devient plus fréquente avec l'âge, il n'est pas rare de voir se développer alors un déséquilibre nuisible à la santé. La capacité d'absorption de l'intestin est également à surveiller. D'autre part, on pense que la vitamine D – produite par l'exposition au soleil et à la lumière du jour – favoriserait l'absorption de la vitamine B12.

Il est possible de détecter un déficit en vitamine B12 en mesurant la concentration d'acide méthylmalonique dans les urines. On peut aussi faire procéder à un dosage de l'holotranscobalamine (holo-TC), la forme active de la vitamine B12. Ces deux analyses donnent une bonne indication du taux de vitamine B12 dans l'organisme.
Les personnes qui font le choix d'une alimentation totalement ou essentiellement végétale porteront une attention toute particulière à cette substance vitale d'une extrême importance, dont la carence éventuelle ne devient apparente qu'au bout de plusieurs années. D'innombrables fabricants proposent aujourd'hui des compléments en vitamine B12. Votre médecin traitant vous aidera à trouver le produit qui vous convient le mieux, celui que votre organisme assimilera de la manière la plus efficace. Le risque de surdosage n'existe pas car la vitamine B12 excédentaire est éliminée par les reins et les urines.

INFO

Les compléments en vitamine B12

Pour reconstituer ses réserves, on peut avoir recours à une injection intramusculaire annuelle de la vitamine, pratiquée par le médecin traitant, ou la prendre par voie orale, sous forme de comprimés (de la marque VEG1 par exemple) ou de gouttes. Pour tous les compléments, vérifier qu'ils contiennent bien de la cobalamine naturelle (voir page 24).

Calcium (Ca)

Le calcium est un minéral essentiel, qu'il faut fournir quotidiennement à l'organisme : la dose préconisée est de 1000 milligrammes par jour. Il intervient, entre autres, dans la régulation de l'équilibre hydrique et électrolytique du corps et il est indispensable à la bonne santé des os, des muscles et des dents.

La vitamine D est nécessaire à l'assimilation et à la fixation du calcium. Elle est fabriquée par la peau lors de l'exposition au soleil et à la lumière du jour. Dans les pays du nord, on doit veiller à s'exposer quotidiennement à la lumière du jour pendant au moins quinze minutes.

Une déficience en calcium (hypocalcémie) peut se traduire par des fourmillements dans les mains et les pieds, une sécheresse cutanée, une chute de cheveux et une sensation d'épuisement général. Tout le monde sait que le lait et les produits laitiers contiennent du calcium, mais on ignore souvent que d'autres aliments en sont de bien meilleures sources. Par exemple, les graines de sésame renferment presque cinq fois plus de calcium que le lait ! Les graines de lin et les noisettes, elles aussi, peuvent surpasser les produits laitiers.

Que consommer par jour pour couvrir ses besoins en calcium (1000 mg/jour) ?

128 g de graines de sésame (100 g contiennent 783 mg de Ca)
397 g d'amandes (100 g contiennent 252 mg de Ca)
467 g d'amarante (100 g contiennent 214 mg de Ca)
472 g de chou vert (100 g contiennent 212 mg de Ca)

650 g de chou frisé (100 g contiennent 150 mg de Ca)
526 g de figues séchées (100 g contiennent 190 mg de Ca)

Iode (I)

Cet oligo-élément permet à la glande thyroïde de fabriquer les hormones thyroïdiennes – la triiodothyronine (T3) et la thyroxine (T4) – qui sont essentielles à la bonne santé des os et au métabolisme de l'énergie cellulaire. Un carence en iode peut se manifester par l'apparition d'un goitre (hypertrophie de la glande thyroïde) ou par des troubles du sommeil et de la nervosité.
Si les aliments les plus riches en iode sont les fruits de mer, le poisson, les œufs et le lait, les algues sous toutes leurs formes, qu'elles soient fraîches, séchées, en salade ou en potage, représentent une bonne alternative végétale. En outre, on trouve partout du sel de table et de cuisine enrichi en iode. Certaines plantes contiennent de l'iode, même si elles en sont moins bien pourvues que les produits d'origine animale. C'est le cas, par exemple, du brocoli, des épinards ou des pois-chiches.

Que consommer par jour pour couvrir ses besoins en iode (190 µg/jour) ?
0,2 g d'algue kombu (100 g contiennent 100 000 µg d'I)
1,9 g d'algue wakamé (100 g contiennent 10 000 µg d'I)
2,4 g d'algue nori (100 g contiennent 8000 µg d'I)
950 g de brocolis (100 g contiennent 20-25 µg d'I)
950 g d'épinards (100 g contiennent 20 µg d'I)
950 g de pois-chiches (100 g contiennent 20 µg d'I)

En cas de troubles de la thyroïde, il faut surveiller de près ses apports en iode. Les algues en sont si riches qu'il est facile de dépasser la dose recommandée, qui est de 180 à 200 microgrammes (µg) par jour.

Acides gras oméga-3 et oméga-6

Les oméga-3 et oméga-6 (n-3 et n-6) sont deux groupes d'acides gras polyinsaturés fonctionnant en corrélation les uns avec les autres. Parmi les oméga-3, on trouve l'acide docosahexénoïque (**DHA**), l'acide eicosapenténoïque (**EPA**) et l'acide alpha-linolénique (**ALA**). L'acide linoléique, en revanche, est un oméga-6. L'acide alpha-linolénique et l'acide linoléique sont essentiels : il doivent donc être fournis à l'organisme par l'alimentation. Selon l'Anses (Agence nationale de sécurité sanitaire de l'alimentation, de l'environnement et du travail), le rapport optimal de ces deux groupes d'acides gras est de 1 g d'oméga-3 pour 5 g d'oméga-6. Les uns comme les autres sont nécessaires au bon fonctionnement du cerveau, augmentent la concentration et les performances intellectuelles et protègent le système cardio-vasculaire.
Contrairement à certaines idées reçues, on ne les trouve pas que dans le poisson. Par exemple, les principales sources d'acide alpha-linolénique, dont le corps humain a un besoin vital puisqu'il lui sert à produire le DHA et l'EPA, sont des aliments végétaux : l'arachide, l'avocat et la noix, ainsi que l'huile de carthame, de colza, de germe de maïs et de lin. L'huile de lin est si riche en acide alpha-linolénique qu'une seule cuillerée suffit à assurer l'apport journalier recommandé.

Les oméga-3 et oméga-6 sont également présents dans les graines de chia et l'huile de chanvre, et ce dans un ratio de 1 pour 3. Le quinoa et l'amarante font encore mieux, avec un rapport d'oméga-3 sur oméga-6 de 1 sur 13 pour le premier et de 1 sur 50 pour la seconde. Ces deux aliments sont donc de bonnes sources d'acides gras essentiels. Un déficit en acides gras oméga-3 et oméga-6 peut se manifester par des inflammations chroniques, une baisse de l'acuité visuelle ou des troubles de l'attention.

Que consommer par jour pour couvrir ses besoins en acide alpha-linolénique, un oméga-3 (1,5 g/jour) ?

1,6 g d'huile de colza (100 g contiennent 55 g de n-3)
1,9 g d'huile de soja (100 g contiennent 77 g de n-3)
1,9 g d'huile de germe de blé (100 g contiennent 78 g de n-3)
2 g de noix (100 g contiennent 75 g de n-3)
2,7 g d'huile de lin (100 g contiennent 55 g de n-3)
7,5 g d'huile de chanvre (100 g contiennent 20 g de n-3)
8 g de graines de chia 100 g contiennent 18,5 g de n-3)

Que consommer par jour pour couvrir ses besoins en acide linoléique, un oméga-6 (7,5 g/jour) ?

10 g d'huile de carthame (100 g contiennent 0,75 g de n-6)
11,9 g d'huile de tournesol (100 g contiennent 63,1 g de n-6)
21,9 g de noix (100 g contiennent 34,3 g de n-6)
58,6 g d'amandes (100 g contiennent 12,8 g de n-6)
76,5 g de fèves de soja (100 g contiennent 9,8 g de n-6)
88 g de noisettes (100 g contiennent 8,5 g de n-6)

Protéines

On cite souvent le manque de protéines comme un risque inhérent à l'alimentation végétalienne. Bien à tort, comme on a pu le voir plus haut (page 17 et suivantes). Pour peu qu'elle soit bien équilibrée, une alimentation à base de plantes n'est pas déficitaire en protéines.

Que consommer par jour pour couvrir ses besoins en protéines (60 g/jour pour un poids corporel de 60 kg) ?
146 g de farine de soja (100 g contiennent 41 g de protéines)
172 g de fèves de soja (100 g contiennent 34,9 g de protéines)
200 g d'amandes (100 g contiennent 30,6 g de protéines)
237 g de cacahuètes (100 g contiennent 25,3 g de protéines)
255 g de lentilles (100 g contiennent 23,5 g de protéines)
566 g de blé (100 g contiennent 10,6 g de protéines)

Fer (Fe)

Ce minéral intervient dans la production des globules rouges et de leur pigment, l'hémoglobine, et il assure le transport de l'oxygène dans le sang.

L'anémie (carence en fer) peut résulter de pertes de sang importantes ou d'un déséquilibre alimentaire. Elle atteint donc aussi souvent les omnivores que les végétariens et les végétaliens. Les causes de cette carence sont une alimentation dénaturée (aliments industriels ou génétiquement modifiés), une mauvaise absorption intestinale du fer et la consommation de certains aliments (café, thé) ou médicaments (antibiotiques) qui freinent l'absorption du fer.

Le manque de fer se manifeste généralement par des crevasses aux commissures des lèvres, une mauvaise cicatrisation et des cheveux et des ongles cassants.
Il peut également provoquer de la fatigue et des maux de tête.

Les légumineuses, les céréales, les girolles et certaines herbes sont de bonnes sources de fer pour les végétaliens. Quant aux graines de sésame et de courge, ce sont de petites bombes de fer, dont la contenance en ce minéral surpasse largement celle de la viande. Pour optimiser l'absorption du fer, on peut consommer en même temps de la vitamine C.

Que consommer par jour pour couvrir ses besoins en fer (12,5 mg/jour) ?

73 g de girolles séchées (100 g contiennent 17,2 mg de Fe)
100 g de graines de courge (100 g contiennent 12,5 mg de Fe)
125 g de graines de sésame (100 g contiennent 10 mg de Fe)
135 g d'amarante (100 g contiennent 9 mg de Fe)
152 g de graines de lin (100 g contiennent 8,2 mg de Fe)
156 g de quinoa (100 g contiennent 8 mg de Fe)
595 g de farine de soja (100 g contiennent 2,1 mg de Fe)

La cuisine végétalienne

Des placards bien garnis d'aliments à longue durée de conservation, bien emballés et entreposés à l'abri de la lumière et de l'air : voilà le secret d'une cuisine végétalienne variée. Complétées par des produits frais achetés au jour le jour, ces provisions vous fourniront la base d'une multitude de mets délicieux. Les graines et les fruits à coques augmentent la valeur nutritive des soupes et des salades. Les fruits secs adoucissent mueslis et smoothies; ils agrémentent aussi tartes, pains et gâteaux. Les légumineuses se transforment en purées savoureuses et en chilis épicés. Ajoutées juste avant de servir, les huiles enrichissent tous les plats de leurs arômes. Des fruits qui se gardent bien – ou des fruits surgelés – vous permettront de créer des desserts originaux, des coulis ou des chutneys.

IMPORTANT

Dérivés animaux : les pièges à éviter

Il n'est pas rare que des dérivés animaux se cachent parmi les ingrédients des aliments industriels. Ainsi, certaines chips sont frites à la graisse de porc; les « nounours » et autres bonbons gélifiés, de même que les charlottes et les glaces, peuvent contenir de la gélatine animale (obtenue à partir des os, tendons et cartilages des animaux); certains vins, champagnes, jus de fruits, bières et spiritueux sont collés ou filtrés à la colle de poisson (issue de la vessie natatoire de poisson), au blanc d'œuf ou avec des protéines de lait. L'enduit de cire auquel les fruits de supermarché doivent leur brillant est souvent de la gomme-laque, ou shellac. Quant au sucre blanc industriel, il peut avoir été décoloré au noir animal.

Les produits comportent rarement des informations sur ces traitements et procédés de fabrication. Cependant, on peut s'informer auprès du fabricant ou en consultant des portails comme www.foodwatch.org.

À QUOI FAIRE ATTENTION EN FAISANT SES COURSES ?

Ne lésinez pas sur la qualité des aliments, car ils sont bien plus riches en substances nutritives s'ils ont été cultivés ou produits naturellement (voir page 102).

Soyez attentif également à la question de l'emballage, car le veganisme est respectueux de l'environnement. Évitez le plastique autant que possible ! Faites vos courses dans les magasins qui proposent des produits en vrac ou privilégiez les emballages bio-dégradables, obtenus à partir de fécule de maïs ou de pomme de terre, de riz, de canne à sucre ou de bois de bouleau.

Voici une liste d'aliments de base qui vous permettront de réaliser toutes sortes de plats différents. Elle vous aidera à faire vos choix lors de vos achats.

Le garde-manger végétalien

Céréales et pseudo-céréales

- amarante
- maïs
- millet
- pâtes
- quinoa
- polenta (semoule de maïs)
- riz
- riz sauvage

Légumineuses

- cacahuètes
- fèves de soja (sèches, en bocal ou en boite)
- pois
- pois-chiches (secs, en bocal ou en boite)
- lentilles (sèches, en bocal ou en boite)
- haricots blancs (secs, en bocal ou en boite)
- haricots rouges (secs, en bocal ou en boite)

Farines, fécules, ingrédients pour pain et pâtisserie

- arrow-root
- farine (ou gomme) de guar
- farine complète
- farine d'épeautre
- farine de caroube
- farine de sarrasin (ou blé noir)
- fécule de pomme de terre
- poudre levante à base de crème de tartre

Huiles et corps gras

- huile d'olive pressée à froid
- huile de coco
- huile de colza
- huile de lin
- margarine végétale

Laits végétaux

- lait de soja
- lait d'avoine
- lait d'amande
- lait de riz
- lait d'épeautre
- lait de coco

Vinaigre

- vinaigre aux herbes
- vinaigre balsamique, foncé ou clair
- vinaigre de cidre

Choisir du vinaigre vegan, qui n'a pas été clarifié à la gélatine.

Assaisonnements (sucrés ou salés)

- bouillon de légumes
- flocons de levure
- miso (pâte de soja fermentée)

- sauce de soja
- sirop d'agave
- stévia
- sucre de fleur de coco

Graines

- graines de chanvre
- graines de chia
- graines de courge
- graines de lin
- graines de sarrasin
- graines de sésame
- graines de tournesol
- noix de coco
- tahiné (purée de sésame)

Fruits secs, ingrédients pour muesli

- amarante soufflée
- baies de goji
- dattes
- figues
- flocons d'avoine
- flocons d'épeautre
- flocons de millet
- mûres
- raisins secs

Fruits à coques

- amandes
- noisettes
- noix de Grenoble
- noix de cajou
- noix de macadamia
- noix de pécan
- purée de noisettes
- purée de noix de macadamia

Aliments frais à avoir en réserve

- citrons
- citrons verts
- fines herbes en pot (basilic, aneth, persil, sauge, ciboulette...)
- graines germées (alfalfa, cresson, haricots mungo)
- tofu

Condiments

- algues
- câpres
- olives
- tomates séchées

INFO

Faire germer des graines chez soi

Les supermarchés et les magasins bio proposent un large choix de graines à germer, que l'on peut faire pousser chez soi de diverses manières. Un germoir du commerce ou de simples bocaux en verre recouverts d'un morceau de tissu et renversés trouveront leur place dans la cuisine, sur le rebord d'une fenêtre. Pour récolter de plus grandes quantités, on aura recours à un germoir à étages, à rincer tous les jours, ou à un modèle automatique. En fonction du type de graine, la durée de germination varie entre deux et six jours. Les graines sont un aliment sain à tous les stades de la pousse : elles contiennent des antioxydants et des enzymes actifs.

Qu'est ce que le « bio » ?

Les produits biologiques sont souvent un peu plus chers que les autres, mais en contrepartie, les vegans n'achètent pas d'aliments coûteux comme la viande, le poisson, le fromage ou les œufs.

En outre, en réponse à la demande croissante des consommateurs, de plus en plus de magasins discount se mettent à vendre des produits vegans et bio.
Les aliments biologiques doivent répondre à de strictes exigences, gages de leur qualité :

- L'aliment doit être produit sans recours aux pesticides chimiques et aux engrais de synthèse, proscrits en agriculture biologique.
- Les exploitations agricoles sont contrôlées tous les ans.
- 95% au moins des ingrédients du produit doivent être issus de l'agriculture biologique.

- L'aliment ne doit contenir ni exhausteurs de goût, ni colorants, agents émulsifiants ou arômes artificiels.
- L'aliment ne doivent pas contenir plus de 0,9 % d'organismes génétiquement modifiés (OGM).

Les mentions « biologique » ou « issu de l'agriculture biologique » sont protégées par la législation communautaire européenne. Cela signifie que pour se prétendre « biologique », un produit doit être conformes aux critères requis. Les produits finis, le pain et les plats au restaurant doivent être constitués à 95 % minimum d'ingrédients biologiques pour avoir droit au label. Les 5 % restants peuvent éventuellement provenir de l'agriculture conventionnelle. Parallèlement aux deux labels principaux (signalés par le logo français AB et le logo européen en forme de feuille verte), il en existe d'autres moins connus, comme Bio Cohérence, Nature & Progrès, Demeter, Naturland..., qui possèdent chacun leur propre cahier des charges.

Par quoi remplacer les produits animaux ?

Inutile de vous débarrasser de tous vos livres de cuisine ! Quelques astuces simples vous permettront de « veganiser » de nombreux plats. Leur goût ne sera plus tout à fait le même puisque les ingrédients de substitution que vous utiliserez apporteront d'autres arômes, mais le résultat n'en sera pas moins bon. Faites des essais, lancez-vous ! Vous trouverez ci-dessous des suggestions sur la meilleure manière de remplacer les aliments non désirés.

Remplacer la viande

Les produits suivants sont particulièrement adaptés pour se substituer à la viande : le tofu nature, fumé ou mariné, le seitan (protéine de blé), le lupin (légumineuse issue de l'agriculture locale) et le tempeh (fèves de soja fermentées). Le tofu nature est parfait dans les soupes, les currys, les ragoûts et les salades. De petits dés de tofu fumé revenus à la poêle remplacent les lardons dans les plats de légumes et les pommes de terre sautées. Les steaks de seitan et de lupin sont les produits dont la consistance se rapproche le plus de la viande : très bons en burgers, en escalopes ou dans les potées. On trouve aujourd'hui de plus en plus facilement dans les magasins bio ou les boutiques vegans des saucisses et des steaks de soja ou de tofu à griller. Les protéines de soja texturées remplacent la viande hachée dans la sauce bolognaise ou le chili végétarien. Avec sa saveur exotique, le tempeh s'accorde idéalement aux plats indiens ou asiatiques. Le choix est très vaste de nos jours dans les boutiques spécialisées ou sur internet. On y trouve, au rayon frais, de la charcuterie à base de soja ou de protéines de blé, conditionnée en tranches préemballées : mortadelle, jambon ou salami. Préparer chez soi du « pâté de foie » végétal est un jeu d'enfant (voir la recette en page 50). Il existe aussi diverses saucisses à ajouter dans les potées ou à cuire à la poêle : chorizo, saucisses de Francfort et saucisse à frire, entre autres.

Remplacer le poisson et les fruits de mer

Pour évoquer le goût des fruits de mer, on peut ajouter des algues dans les potages et les autres plats. Elles communiquent au plat leurs arômes marins à la cuisson et en plus, elles sont excellentes pour la santé. Les principales algues en vente dans les magasins bio sont la dulse, l'hijiki, le kombu (ou kelp) et le wakamé. Les personnes souffrant de troubles de la thyroïde les consommeront avec prudence, en raison de leur forte teneur en iode (voir page 29). Par ailleurs, les boutiques vegans proposent des succédanés de crevette et de poisson – à base de protéines de soja ou de poudre de racine de yam – qui ont le goût, et même l'aspect de l'original.

Remplacer le fromage

Au cours des dernières années, les fabricants ont fait beaucoup d'effort pour développer des succédanés végétaliens au fromage. Les rayons des supermarchés en proposent donc aujourd'hui une grande variété. Dans les boutiques vegans ou sur internet, on trouve du fromage végétal à pâte demi-dure, du fromage à raclette, à râper ou du fromage frais obtenus à base d'eau, de protéines de soja et d'huile végétale. Mais avec des graines et des noix, il est très facile de faire du fromage chez soi – de la feta, de la crème de gruyère ou du parmesan (voir la recette en page 49). Il est même possible de fabriquer du camembert à base de fèves de soja ensemencées avec une culture de moisissures. Là aussi, lancez-vous, expérimentez et vous finirez par produire vous-même votre fromage préféré.

Remplacer le lait

Les lait végétaux à base d'avoine, de soja ou d'amande s'utilisent comme le lait de vache, même si chacun de ces produits a ses propres qualités. Les boissons au soja font merveille dans les pâtes à crêpes ou les pâtisseries, grâce à l'émulsifiant qu'elles contiennent naturellement : la lécithine de soja, qui a pour propriété de stabiliser les mélanges d'huile ou d'autres matières grasses avec des liquides. Les boissons à l'épeautre ou à l'avoine renferment du gluten : elles sont donc tout indiquées dans les pains ou les desserts. Le lait de coco est parfait dans les soupes et les currys. Quant au « lait » de riz, sa saveur douce est agréable dans le café, le cacao ou la semoule.

INFO

Définition du terme « lait »

Selon la réglementation européenne relative au lait et aux produits laitiers : *La dénomination « lait » est réservée exclusivement au produit de la sécrétion mammaire (...) Ainsi, par exemple, tout produit alimentaire dans lequel la MG (matière grasse) laitière ou les protéines laitières ont été remplacées, totalement ou partiellement par des MG végétales ou des protéines végétales ne peut porter le nom d'un produit laitier (ex. : il est interdit d'appeler le jus de soja « lait de soja », un produit qui incorpore de la matière grasse végétale ne peut porter le nom de « fromage », etc.).* Seules les dénominations « lait de coco » et « lait d'amande » sont autorisées pour des produits non laitiers. Voilà pourquoi les emballages des autres laits végétaux portent la mention « boisson » au riz ou au soja, et non pas « lait ».

Remplacer le beurre

Les margarines végétales conviennent pour la cuisson et la pâtisserie, ainsi que l'huile de coco et les huiles végétales.

Remplacer la crème

Les crèmes de soja, d'avoine et d'épeautre sont parfaites pour lier les potages. Le lait de coco apporte aux desserts et aux ragoûts une touche exotique.

Pour monter une chantilly, il suffit d'ajouter un fixe-chantilly de type « Chantibio » à une crème végétale (de soja ou autre). En outre, de nombreux magasins bio proposent de la chantilly végétale en bombe.

Remplacer le yaourt

Les yaourts de soja sont aujourd'hui présents en force dans les rayons de tous les supermarchés. Mais on peut aussi faire de délicieux yaourts maison avec du lait de coco, du jus de soja ou du tofu soyeux additionnés de jus de citron ou d'un ferment pour yaourt (probiotiques). La même méthode s'applique aux yaourts à base de fruits à coques comme les noix de cajou ou les amandes (voir la recette en page 48). Faites attention à utiliser des ferments pour yaourt végétaliens. Sous l'effet des probiotiques, la fermentation des fruits à coques produit des bactéries lactiques bénéfiques à l'intestin, qui génèrent de la vitamine B12 – en petites quantités toutefois.

Remplacer le fromage frais

Faire du fromage frais maison est un jeu d'enfant, avec du yaourt de soja du commerce. On place une passoire fine au dessus d'une jatte, on la double d'un filtre à café ou d'un linge fin, on y dépose le yaourt, on couvre et on place toute une nuit au réfrigérateur. Le liquide s'égoutte dans la jatte et dans la passoire, on obtient du fromage frais de soja à consommer tel quel ou additionné d'herbes.

Remplacer le chocolat au lait

Parmi les produits conventionnels, on trouve certains chocolats qui ne contiennent ni lait entier, ni poudre de lait. Mais lisez attentivement la liste des ingrédients (voir l'encadré « Important » en page 59). Le chocolat pur, réalisé avec du beurre ou des fèves de cacao et sucré au sirop d'agave ou au sucre de fleur de coco, est végétalien, en principe. Par ailleurs, les magasins bio et les premiers supermarchés vegans proposent un large choix de chocolats végétaliens, ainsi que des boissons chocolatées à base de lait de riz ou de coco.

Remplacer les œufs

Les œufs constituent l'ingrédient principal de plats classiques comme les omelettes, les quiches et les flancs mais par ailleurs, ils sont souvent utilisés pour leurs propriétés émulsifiantes, liantes ou levantes. Les aliments suivants permettent de les remplacer (les quantités indiquées correspondent à 1 œuf).

- 2 c. à c. de compote de pomme
- 1,5 c. à c. de substitut d'œuf comme Orgran No Egg, vendu en magasins bio ou en ligne
- ½ banane
- 2 c. à s. de graines de lin moulues
- 1 c. à s. de fécule de maïs
- 3 c. à s. de tofu soyeux
- 1 c. à s. de farine de soja

La version végétalienne des œufs brouillés se fait généralement avec du tofu soyeux : on écrase le tofu à la fourchette et on le fait chauffer à la poêle, additionné d'une pointe de curcuma pour la couleur et assaisonné d'épices. Saupoudré d'un sel soufré, comme le sel noir de l'Himalaya, l'avocat prend la saveur de l'œuf. En utilisant les substituts d'œuf de la marque MyEy, on réalise facilement – et avec des ingrédients naturels – une version totalement végétale des œufs au plat.

Remplacer la mayonnaise

Il n'y a aucune raison de renoncer à la mayonnaise ! Il en existe de nombreuses versions à base de soja ou d'amande dans les magasins bio.

Remplacer la gélatine

L'agar-agar, la farine de caroube et la farine de guar rendent les mêmes services que la gélatine. Dans les confitures, les marmelades ou le ketchup, on utilise souvent des pectines, comme liant et comme gélifiant. Les pectines sont les fibres solubles qui se trouvent dans les écorce des agrumes et la peau des pommes. La pectine s'achète dans les magasins bio.

Remplacer le miel

Faites votre choix entre le sirop d'agave (le suc de la plante), de riz ou d'érable, le malt de riz, la pâte de dattes (voir page 49) et le sucre de fleur de coco. Si vous n'avez pas la chance d'avoir près de chez vous un magasin bio ou un supermarché bien pourvu en produits végétaliens, vous n'aurez aucun mal à vous procurer tous ces produits en les commandant en ligne.

Quelques recettes pour se lancer

Pour vous initier chez vous à ce type de cuisine, voici quelques recettes simples, aussi faciles à adapter que pratiques à emporter au bureau ou en pique-nique.

Salade de concombre aux algues

Ingrédients pour 2 personnes : 40 g de flocons de wakamé • 1 concombre • ½ c. à s. de sel • ½ c. à s. de graines de sésame noir • 1 c. à s. de graines de sésame blond • 25 g de gingembre frais, pelé et râpé • 1 c. à s. de vinaigre de riz ou balsamique • 1 c. à s. d'huile de sésame • 1 c. à s. de sirop d'agave cru • 1 piment séché haché finement • le zeste d' ½ citron vert

1. Réhydrater les flocons de wakamé dans de l'eau pendant au moins 5 minutes. Ensuite, les verser dans une passoire, les rincer et en extraire le maximum d'eau.
2. Détailler le concombre en rondelles très fines, avec une râpe ou une mandoline. Les mettre dans un saladier, saler et laisser reposer 5 minutes. Ensuite, les rincer et les sécher légèrement en les tapotant avec du papier absorbant.
3. Hacher grossièrement les algues et les mélanger au concombre et aux graines de sésame blond et noir dans un saladier.
4. Mettre le gingembre, le vinaigre, l'huile de sésame, le sirop d'agave, le piment et le zeste de citron vert dans un bocal muni d'un couvercle à vis. Bien fermer le couvercle et secouer le bocal jusqu'à obtention d'une vinaigrette homogène. La verser sur la salade et mélanger. Laisser reposer 5 minutes avant de servir.

Barres de céréales

Ingrédients : 4 figues et 2 dattes séchées • 2 à 3 c. à s. d'huile de coco • amandes mondées, graines de tournesol, raisins secs et baies de goji : 1 poignée de chaque • 4 c. à s. de riz complet moulu (dans un mixer ou un moulin à café)

1. Mettre les figues et les dattes à tremper dans l'eau tiède pendant 30 minutes.
2. Faire fondre l'huile de coco à petit feu dans une casserole et la verser dans le bol d'un blender puissant (minimum 750 watt) avec tous les autres ingrédients. Faire tourner à plein régime jusqu'à obtention d'une pâte humide.
3. Étaler la préparation sur un morceau de papier de cuisson et la découper en barres. On peut aussi répartir la pâte dans des moules à mini-cakes en silicone. Ces barres se conservent de une à deux semaines au réfrigérateur dans un récipient hermétique.

Chutney pomme-orange

Ingrédients pour 1 bocal de 250 g : 2 oranges • 2 pommes • 25 g de gingembre • 1 échalote • 1 piment séché • 40 g de dattes séchées • 20 g de figues séchées • 1 pointe de vanille en poudre • ½ c. à c. de graines de coriandre écrasées grossièrement • 125 g de sirop d'agave

1. Prélever les quartiers d'orange en les débarrassant de leur membrane et les couper en dés. Peler les pommes et les couper en dés.
2. Peler le gingembre et le râper finement. Peler l'échalote et la hacher finement. Hacher le piment avec ou sans

les graines, selon la puissance désirée (résultat plus doux sans les graines).

3. Hacher finement les fruits séchés.
4. Mettre les fruits à cuire dans une casserole avec les autres ingrédients, y compris les épices, jusqu'à obtention d'une préparation onctueuse, légèrement caramélisée. Laisser refroidir. Servir en accompagnement des plats épicés ou comme garniture sur un yaourt aux amandes.

Yaourt aux amandes

Ingrédients pour 1 bocal de 200 g : 150 g d'amandes mondées • 25 cl d'eau • 1 filet de jus de citron • ¾ de c. à c. de ferments pour yaourt (probiotiques, à acheter en pharmacie)

1. Faire tremper les amandes dans de l'eau pendant 12 heures puis les mixer avec les 25 cl d'eau, le jus de citron et les probiotiques. Ajouter un peu plus d'eau si la préparation est trop épaisse, puis la verser dans un bocal muni d'un couvercle à vis.
2. Pour obtenir une préparation plus lisse, on peut la passer préalablement au chinois ou dans un linge. Recouvrir le bocal d'un morceau de tissu fin et le maintenir avec un élastique.
3. Laisser reposer pendant au moins 12 heures dans un endroit tiède : en été, à l'extérieur mais à l'abri du soleil, en hiver sur le radiateur.
4. La dernière étape de la fabrication du yaourt consiste à retirer le tissu, à fermer le bocal avec son couvercle à vis et à le réfrigérer pendant 12 heures. Le lendemain,

le produit obtenu peut être utilisé comme un yaourt au lait de vache.

Pâte de dattes

Ingrédients pour 1 bocal de 250 g : 250 g de dattes dénoyautées • 25 cl d'eau froide • 1 pincée de sel • 1 pointe de vanille en poudre • 1 pointe de cannelle en poudre

1. Recouvrir les dattes d'eau et les laisser tremper pendant 12 heures. Ensuite les égoutter dans une passoire placée au dessus d'un saladier pour récupérer l'eau de trempage.
2. Mixer les dattes avec les épices et la moitié de l'eau de trempage dans un blender puissant jusqu'à obtention d'une pâte crémeuse. Ajouter un peu plus d'eau de trempage si la préparation est trop épaisse.
3. La verser dans un bocal, le fermer avec un couvercle à vis et l'entreposer au réfrigérateur. Cette pâte se conserve 2 à 3 semaines au réfrigérateur et 3 mois au congélateur. Plus saine que le sucre, elle le remplace avantageusement dans toutes les recettes.

Fromage de noix de cajou

Ingrédients pour 1 bocal de 250 g : 200 g de noix de cajou • 1 pincée de sel • 15 à 20 cl d'eau • ciboulette hachée • persil haché • paprika • 1 filet de jus de citron • 1 c. à c. de flocons de levure • sel • poivre noir du moulin

1. Mettre les noix de cajou à tremper pendant 12 heures dans l'eau additionnée d'une pincée de sel. Ensuite les égoutter dans une passoire en récupérant l'eau de trempage.

2. Mixer les noix de cajou en ajoutant de l'eau de trempage jusqu'à obtenir une pâte crémeuse de la consistance désirée.
3. Transférer la préparation dans un saladier et ajouter les fines herbes. Incorporer les assaisonnements : paprika, citron, flocons de levure, sel et poivre. Ce fromage frais se garde une petite semaine au réfrigérateur dans un récipient hermétique.

« Pâté de foie » végétal

Ingrédients pour un bocal de 250 g : 1 à 2 échalotes • 5 g de gingembre • 2 c. à s. d'huile de colza • 1 boite de haricots rouges (environ 250 g, poids égoutté) • 150 g de tofu fumé • 2 c. à c. de marjolaine séchée • ½ c. à c. d'origan séché • 1 pointe de coriandre en poudre • 1 pointe de noix muscade moulue • poivre noir du moulin • sel • 1 c. à c. de moutarde forte • 1 poignée de persil plat haché avec les tige

1. Peler les échalotes et les hacher finement. Hacher le gingembre aussi finement que possible.
2. Faire chauffer l'huile de colza dans une casserole et y faire suer l'échalote et le gingembre hachés jusqu'à ce qu'ils deviennent transparents.
3. Pendant ce temps, égoutter les haricots rouges dans une passoire et les rincer sous l'eau froide. Couper le tofu fumé en gros dés.
4. Ajouter la marjolaine, l'origan et la noix muscade dans la casserole et faire revenir rapidement avec l'échalote et le gingembre. Incorporer les haricots rouges et faire suer le tout pendant 2 à 3 minutes.

5. Mettre la préparation dans un bol mixer à bords haut. Ajouter le tofu, le sel, le poivre, la moutarde et le persil haché et réduire le tout en purée avec un mixer plongeant. Pour obtenir une préparation très lisse, prolonger le mixage autant que nécessaire. Transférer la pâte obtenue dans un bocal muni d'un couvercle à vis, le fermer et l'entreposer au réfrigérateur. Durée de conservation : de 5 à 7 jours.

Smoothie rouge

Ingrédients : 100 g de fraises fraîches lavées et équeutées • 50 g de framboises fraîches lavées • les feuilles de 2 à 3 branches de menthe • 1 poignée de feuilles de basilic • 4 dattes dénoyautées • 1 pincée de poivre noir • 10 cl d'eau

1. Mixer tous les ingrédients dans un blender jusqu'à obtention de la consistance désirée.
2. Ajouter de l'eau éventuellement : la quantité nécessaire dépend de la teneur en eau des fruits.

Pourquoi les smoothies verts sont-ils si bons pour la santé ?

Le smoothie vert a été popularisé par Victoria Boutenko, une Américaine d'origine russe qui est devenue adepte de l'alimentation crue suite à des problèmes de santé l'affectant elle-même ainsi que sa famille. Son livre *Green for Life* relate leur chemin vers la guérison. Le principe des smoothies verts consiste à absorber des nutriments purs concentrés, issus d'aliments naturels riches en chlorophylle, le pigment vert des plantes, extrêmement bénéfique pour l'organisme

humain. La chlorophylle soutient les défenses naturelles, purifie le sang et stimule la désintoxication de l'organisme. On lui prête même une extraordinaire action anti-âge. En outre, les aliments naturels, utilisés crus, contiennent des vitamines et des sels minéraux en abondance.
Pour la plupart des recettes de smoothie, un mixer ordinaire d'une puissance de 750 watt minimum peut suffire, mais un blender puissant réduira les aliments en particules plus petites, que l'organisme assimilera d'autant plus facilement. On peut ajouter une cuillerée à café d'huile de lin pour apporter des acides gras oméga-3 et oméga-6. Un seul smoothie couvre largement les besoins en substances nutritives vitales et même les enfants et les adolescents, que l'amertume des légumes verts rebute fréquemment, prennent goût aux smoothies et les consomment volontiers.

Un petit conseil : ne vous contentez pas de boire le smoothie, mais prenez le temps de le mâcher un peu, pour initier dans la bouche le processus de la digestion. En principe, un smoothie vert n'est composé que de trois types d'ingrédients : des fruits, des légumes-feuilles et de l'eau fraîche. En guise de légume-feuille, on peut bien sûr utiliser des salades mais aussi des herbes comme le persil et la menthe, des fanes de carotte ou de betterave, ou des herbes sauvages comme l'ortie et l'égopode podagraire. Les supermarchés mettent parfois de côté dans une cagette les fanes des carottes et des choux-raves vendus pendant la journée : profitez-en pour vous procurer de bons légumes sans bourse délier ! Mixés avec des fruits de saison, ils produiront un excellent smoothie, savoureux et bon pour la santé, qui vous apportera de l'énergie pour la journée.

Si vous manquez d'inspiration pour composer vos smoothies, vous en trouverez sur de nombreux sites Internet, notamment sur www.crudivorisme.com et http://www.crusinesante.com.

INFO

Mangez des produits locaux et de saison !

À chaque saison, la nature qui nous entoure nous offre les aliments dont nous avons besoin, ceux qui font du bien à notre organisme. En outre, acheter local soutient les agriculteurs et les exploitations familiales de la région et permet de limiter les transports.

MANGER VÉGÉTALIEN AU RESTAURANT

Trouver à se nourrir à base de plantes est possible même en déplacement et sans forcément se mettre en quête d'un restaurant végétarien ou végétalien. Dans un établissement classique, il suffit souvent de demander à ce qu'on prépare l'un des plats à la carte sans viande ni poisson pour en obtenir une version végétalienne. Sans compter qu'il y a de plus en plus une volonté de proposer des plats entièrement végétaux au menu.

Évidemment, le choix varie beaucoup en fonction du type de cuisine : il est plus large, par exemple, dans les restaurants asiatiques ou italiens. En tout cas, n'omettez jamais de signaler au maître d'hôtel que vous appréciez la présence d'un plat végétalien au menu. En voyage, Internet s'avère très utile pour dénicher un restaurant proposant des plats végétaliens. Il existe même des applications qui listent et localisent les restaurants végétaliens, notamment celle du célèbre site VG-Zone.net (consacrée à Paris) ou celle du site vegan-mafia.com.

Cuisine française et internationale

Cuisine française : elle est, il faut bien le dire, très centrée sur la viande, le poisson, le fromage et les œufs. Avec un peu de chance, on trouvera néanmoins son bonheur parmi les entrées (asperges ou poireaux-vinaigrette) et les salades composées faciles à adapter. On peut toujours demander une assiette de garnitures de légumes, parfois très élaborées dans certains restaurants. La cuisine provençale comporte des plats traditionnels végétaliens comme la socca, les panisses, la soupe au pistou, le tian de légumes et la ratatouille. Assurez-vous cependant auprès du personnel que les plats vous conviennent : pas de talon de jambon dans la soupe au pistou, par exemple... Quant à la vraie galette bretonne, elle est confectionnée sans lait ni œufs : juste de la farine de blé noir et de l'eau. Mais là aussi, vérifiez qu'on a bien respecté la recette d'origine !

Cuisine italienne : La pâte à pizza traditionnelle se compose de farine de blé, d'huile d'olive, de levure, d'eau et de sel. Il suffit donc de demander une pizza sans fromage et garnie de légumes (artichauts, poivrons, courgettes, asperges...) pour obtenir une délicieuse version végétalienne de ce plat traditionnel. Quant aux pâtes, cet autre fleuron de la gastronomie transalpine, elles s'accompagnent d'une belle sauce napolitaine (tomates et légumes) ou plus simplement du fameux assaisonnement *alio e olio* (ail et huile). Pour combler une petite faim, on choisira une bruschetta ou une assiette d'antipasti de légumes avec du pain trempé dans l'huile d'olive et le vinaigre balsamique.

Cuisine espagnole : Les restaurants espagnols, eux aussi, proposent quelques plats exclusivement végétaux, comme par exemple les patatas bravas, tout aussi bonnes sans l'aïoli qui les accompagne (et qui contient de l'œuf), les pimientos (petits piments), les champignons marinés ou le gazpacho. La paëlla végétarienne est souvent proposée à la carte.

Cuisine asiatique : Les restaurants chinois, vietnamiens ou thaïlandais ont à leur carte de nombreux plats au tofu. Les currys sont généralement préparés au lait de coco. On peut opter pour des nouilles de riz, de la salade de papaye, des rouleaux de printemps et, en dessert, pour un beignet à la banane. S'assurer que les potages n'ont pas été préparés avec du bouillon de viande ou d'autres ingrédients d'origine animale. Attention aussi aux pâtes de curry, qui peuvent contenir de la poudre de crevettes. Dans les restaurants japonais, la soupe miso est parfaite, les haricots edamame aussi ainsi que d'autres petits plats typiques. Quand aux sushis végétariens fourrés à l'avocat, au concombre ou au tofu, ils sont tout simplement délicieux.

Cuisine maghrébine : Si vous les prévenez à l'avance, la plupart des restaurateurs vous prépareront un tagine ou un couscous exclusivement végétal. Les petites salades vous conviendront également.

Cuisine du Moyen-Orient : La cuisine libanaise est célèbre pour ses mezzés, un assortiment de petits plats variés, souvent végétaliens, comme le taboulé, le houmous, le fattouch, le caviar d'aubergines, les falafels, etc.

Comment reconnaître les produits végétaliens / vegans ?

À l'instar des produits biologiques évoqués plus haut, les produits vegans disposent eux aussi de marquages spécifiques. Même si jusqu'à présent, le terme « vegan » n'est pas protégé par la réglementation, il existe deux labels principaux qui apportent à l'acheteur certaines garanties, dans la mesure où ils sont contrôlés par des organismes indépendants.

Logos et labels

Développé par l'Union végétarienne européenne, **le label végétarien européen (Label-V)** assorti de la mention « vegan » apporte des garanties au consommateur : les produits sont soumis à des analyses portant sur les ingrédients qu'ils contiennent mais aussi sur les auxiliaires technologiques utilisés au cours de la fabrication, sur les supports des vitamines et des arômes, ainsi que sur la transparence des processus de fabrication. **La fleur vegan,** le label de la *Vegan Society*, la société vegan britannique, est reconnu internationalement. Pour l'obtenir, le fabricant doit garantir que ses produits sont exempts d'ingrédients d'origine animale, d'OGM d'origine animale et qu'ils n'ont pas été testés sur les animaux.

Comme il n'existe pas encore de statuts officiels pour les labels vegans, il est impossible, pour le moment, de mettre en place des contrôles effectués par des organismes d'état. En attendant, les supermarchés et les magasins bio ont fortement amélioré la lisibilité de leurs produits.

La liste des ingrédients

Il suffit d'un coup d'œil à la liste des ingrédients d'un produit manufacturé pour savoir s'il contient des traces de lait, d'œuf ou d'autres substances d'origine animale. Si ces informations sont précieuses pour les personnes souffrant d'allergies, qui peuvent réagir à certains aliments même s'ils ne sont présents qu'en quantités infimes, elles le sont aussi pour les vegans. Dans les grandes entreprises, les mêmes machines servent généralement à produire de nombreux aliments différents, ce que les fabricants signalent pour se mettre à l'abri d'éventuelles poursuites judiciaires. Sur l'étiquetage, les ingrédients sont présentés par ordre de poids décroissant : la liste commence donc par l'ingrédient contenu en plus grande quantité.
Si l'on veut être certain de ne manger que des végétaux, il faut donc lire attentivement la liste des ingrédients ou s'adresser au fabricant pour s'assurer qu'un produit particulier est bien adapté pour les vegans.

Une autre possibilité consiste à acheter des produits fabriqués par des producteurs exclusivement vegans ou de se fournir dans des magasins vegans en ligne (Manger vegan, The Vegan shop, Boutique vegan, Le Comptoir vegan etc.).

Pour plus de sûreté et de transparence, la meilleure solution consiste cependant à utiliser le moins possible de produits transformés : il vaut mieux acheter les ingrédients séparément pour les travailler ensuite chez soi. Rien de plus facile, par exemple, que de préparer chaque matin un muesli avec des ingrédients choisis selon ses goûts. D'autant que la plupart des mélanges pour muesli de supermarché contiennent trop sucre ou de graisse, des éléments à réduire dans le cadre d'une alimentation saine et complète.
Il en va de même pour les salades, les soupes et les chutneys, que l'on peut préparer d'avance et conserver plusieurs jours au réfrigérateur, dans un emballage hermétique. La dépense supplémentaire consentie au départ pour garnir ses placards se justifie et s'amortit rapidement car on fera le meilleur usage de ces ingrédients en adoptant rapidement de nouvelles habitudes. En outre, savoir exactement ce que contiennent les aliments et comment ils ont été préparés procure une grande tranquillité d'esprit et favorise un rapport plus conscient à l'alimentation.

Les additifs alimentaires

Nous l'avons déjà signalé plus haut : les mentions « végétarien » ou « végétalien » ne sont pas définies par la législation sur les produits alimentaires. Certains fabricants profitent donc de ce vide juridique pour utiliser dans leurs produits des substances d'origine animale. Il s'agit d'additifs destinés, entre autres, à prolonger la durée de conservation d'un aliment, à améliorer son goût, sa couleur ou à produire une certaine consistance (comme la gélatine dans les « nounours »). Il existe des substances végétales permettant d'obtenir les mêmes résultats mais les ingrédients d'origine animale sont généralement meilleur marché, puisque ce sont des sous-produits issus de déchets d'abattoir. Certaines substances ne sont utilisées qu'au cours du processus de fabrication et par conséquent, elles ne se trouvent pas sur la liste des ingrédients figurant sur l'étiquette du produit fini. C'est le cas par exemple de certains jus multi-vitaminés composés à partir de jus de fruits préalablement colorés au E 120, le pigment de la cochenille.

IMPORTANT

Identifier les additifs

Dans l'Union européenne, tous les additifs alimentaires sont identifiés par un numéro commençant par « E ». Il faut savoir que derrière bon nombre d'entre eux se cachent des substances d'origine animale. Le site Food-Info.net, une initiative de l'université de Wageningen, aux Pays-Bas, publie une liste très complète des numéros-E et additifs d'origine animale, traduite en plusieurs langues dont le français.

En tout cas, il importe d'ouvrir l'œil et de lire très attentivement les listes d'ingrédients si l'on ne prépare pas soi-même ses aliments et ses repas. Il vaut mieux choisir des produits biologiques plutôt que des produits conventionnels et faire pousser quelques plantes sur son balcon ou dans son jardin plutôt que de les acheter. En produisant soi-même sa nourriture, on a l'assurance qu'il s'agit d'aliments locaux et de saison cultivés sans pesticides ni herbicides. En outre, rien n'égale le bonheur de consommer des fruits, des herbes et des légumes que l'on a cultivés soi-même. Il s'établit avec la nourriture que l'on a produite de ses mains un rapport psychologique très différent de celui qu'on peut avoir avec les produits du commerce.

Additifs alimentaires non-végétaux : les numéros à connaître

Numéro « E »	Additif	Fonction
E 270	acide lactique	acidifiant
E 120	cochenille, acide carminique	colorant rouge
E 304	palmitate d'ascorbyle, ester d'acide gras de l'acide ascorbique	antioxydant
E 322	lécithines	émulsifiant, antioxydant, stabilisant et agent de traitement de la farine
E 325	lactate de sodium	acidifiant, correcteur d'acidité et sel de fonte
E 339	phosphate de sodium	antioxydant, acidifiant et sel de fonte
E 470B	sels de magnésium d'acides gras, sels des matières grasses alimentaires	émulsifiant, adjuvant et agent moussant
E 471	mono- et diglycérides d'acides gras	émulsifiant, agent de traitement de la farine et agent d'enrobage
E 472A	lactoglycérides, esters lactiques des mono- et diglycérides d'acides gras	émulsifiant, agent de traitement de la farine et agent d'enrobage
E 472B	lactoglycérides, esters lactiques des mono- et diglycérides d'acides gras	émulsifiant et stabilisateur de mousse pour les agents de traitement de la farine

Numéro « E »	Additif	Fonction
E 472C	citroglycérides, esters citriques des mono- et diglycérides d'acides gras	émulsifiant, antioxydant et agent de traitement de la farine
E 472D	esters tartriques des mono- et diglycérides d'acides gras	émulsifiant de cuisson et agent de traitement de la farine
E 472E	esters monoacétyltartrique et diacétyltartrique des mono- et diglycérides d'acides gras	agent de traitement de la farine et émulsifiant
E 472F	esters mixtes acétiques et tartriques des mono- et diglycérides d'acides gras	émulsifiant de cuisson et agent de traitement de la farine
E 473	sucroesters d'acides gras	émulsifiant et agent de traitement de la farine
E 474	sucroglycérides	émulsifiant et agent de traitement de la farine
E 475	esters polyglycériques d'acides gras	émulsifiant et stabilisant
E 476	polyricinoléate de polyglycérol	émulsifiant et stabilisant
E 477	esters de propylène glycol d'acides gras	émulsifiant et agent cristallisant des graisses dures
E 479	huile de soya oxydée par chauffage ayant réagi avec des mono- et diglycérides d'acides gras	émulsifiant et antiagglo-mérant
E 491	monostéarate de sorbitane	émulsifiant, antimoussant et agent cristallisant des graisses
E 492	tristéarate de sorbitane	émulsifiant, antimoussant et agent cristallisant des graisses
E 495	monopalmitate de sorbitane	émulsifiant

E 570	acides gras, acides gras alimentaires	émulsifiant, agent d'enrobage et antiagglomérant
E 574	acide gluconique	correcteur d'acidité, stabilisant et séquestrant
E 585	lactate ferreux	stabilisant de couleur
E 634	5'-ribonucléotide calcique	exhausteur de goût
E 635	5'-ribonucléotide disodique	exhausteur de goût
E 640	glycine et son sel de sodium	exhausteur de goût
E 901	cire d'abeille blanche et jaune	antiagglomérant et agent d'enrobage
E 904	shellac, gomme laque blanche	antiagglomérant et agent d'enrobage
E 966	lactitol	édulcorant, succédané du sucre et adjuvant
E 1105	lysozyme	agent de conservation pour les fromages à pâte dure et demi-dure, enzyme pour toutes les denrées alimentaires

Les aliments végétaux de base

Les tableaux des pages suivantes listent les aliments végétaux qui forment la base de l'alimentation végétalienne : fruits, légumes, céréales et corps gras. Ils indiquent, pour chaque aliment, sa valeur énergétique et son contenu en éléments nutritionnels.

CÉRÉALES ET PRODUITS À BASE DE CÉRÉALES

Aliment (pour 100 g) * = sous forme de traces a.d. = absence de données	Apports en énergie et macronutriments				
	Kilo-calories	Kilojoules	Protéines	Lipides	Glucides
	kcal	kj	g	g	g
(Pseudo-) céréales, farines et autres produits de la mouture des céréales					
Amarante, graine	370	1547	14,6	8,8	56,8
Sarrasin, gruau	337	1411	8,1	1,6	72,6
▪ grains décortiqués	336	1406	9,1	1,7	71
Orge, perlée	338	1415	10,4	1,4	71
▪ mondée	314	1313	10,4	2,1	63,3
▪ farine complète	348	1454	10,6	1,9	72
Pousses de céréales fraîches (en moyenne)	68	286	3,2	0,4	13
Épeautre vert, en grains / *Frikké* palestinien	324	1354	11,6	2,7	63,2
▪ farine	332	1390	9,7	2,6	77
Avoine, flocons complets	348	1455	12,5	7	58,7
▪ flocons instantanés	350	1481	13,3	6,8	61
▪ son, en flocons	321	1352	19	8,5	42,2
▪ grains décortiqués	326	1365	9,9	7,1	55,7
Millet, grains décortiqués	350	1462	9,8	3,9	68,8
Maïs, semoule (polenta)	339	1419	8,8	1,1	73,5
▪ en grains	323	1351	8,5	3,8	64,2
▪ popcorn	368	1539	12,7	5	68
Quinoa	335	1400	13,8	5	58,5
Riz, complet, décortiqué	345	1443	7,2	2,2	74,1
▪ poli, étuvé, cuit	106	443	2	0,2	24
▪ poli, étuvé, cru	344	1438	6,8	0,6	77,7
▪ poli, cru	349	1459	7,4	0,6	78,4
▪ riz sauvage	338	1434	7	2	73
Seigle, germe séché	400	1672	42	11,2	32,7
▪ en grains	293	1227	8,8	1,7	60,7
▪ farine blanche type 70	321	1341	6,9	1	71
▪ farine blanche type 85	312	1303	6,9	1,1	68
▪ farine complète type 130	319	1333	8,9	1,3	67,8

Sels minéraux			Vitamines					
Calcium	Magné-sium	Fer	A	E	B_1	B_2	B_6	C
mg	mg	mg	µg	mg	mg	mg	mg	mg
214	308	9	3	1,4	0,8	0,19	0,4	0
12	48	2	0	1,2	0,28	0,08	0,4	0
21	142	3,5	0	0,8	0,24	0,15	0,58	0
18	65	2,8	0	0,2	0,09	0,08	0,22	0
38	114	2,8	+	0,6	0,43	0,18	0,56	0
39	155	3	0	0,2	0,16	0,08	0,33	0
11	50	0,8	0	0,3	0,12	0,04	0,11	0
22	130	4,2	0	0,3	0,3	0,1	0,3	0
24	114	3	0	1,4	0,42	0,1	0,3	0
57	140	5,1	0	1,2	0,55	0,15	0,16	0
51	131	4	0	1,2	0,55	0,15	0,94	0
100	280	7,8	0	2	0,85	0,13	0,15	0
80	129	5,8	0	0,8	0,67	0,17	0,96	a.d.
10	123	6,9	0	0,4	0,43	0,11	0,52	0
4	20	1	120	0,7	0,15	0,05	0,15	0
8	91	1,5	185	2	0,36	0,2	0,4	0
11	81	1,7	80	2,9	0,3	0,12	0,22	0
80	276	8	3	1,4	0,17	0,11	0,44	0
16	119	3,2	0	0,7	0,41	0,09	0,28	0
10	10	0,9	0	0,1	0,11	0,01	0,2	0
24	28	2,9	0	0,3	0,44	0,03	0,4	0
6	32	0,8	0	0,2	0,06	0,03	0,15	0
25	120	2	0	1	0,4	0,09	0,65	0
40	110	9	340	12,6	1	0,84	1,8	0
37	91	2,8	2	2	0,35	0,17	0,23	0
22	26	2,1	0	0,5	0,18	0,09	0,11	0
25	46	1,9	0	1,3	0,19	0,11	0,2	0
28	50	2,1	41	0,9	0,22	0,11	0,35	0

Aliment (pour 100 g) * = sous forme de traces a.d. = absence de données	Kilo-calories kcal	Kilojoules kj	Protéines g	Lipides g	Glucides g
	Apports en énergie et macronutriments				
▪ flocons	307	1286	12	1,7	61
▪ son alimentaire	176	736	18	4,3	16,3
▪ farine intégrale type 170	293	1225	10,8	1,5	59
Farine de lupin doux	320	1340	43	43	12
Blé, semoule	328	1373	10,8	1	69
▪ germe séché	312	1304	26,6	9,2	30,6
▪ en grains	297	1241	10,6	1,8	59,5
▪ farine très blanche type 45	335	1403	10,6	1	71
▪ farine blanche type 55	337	1409	10,9	1,1	70,8
▪ farine semi-complète type 110	331	1383	11,6	1,8	67
▪ farine intégrale type 150	302	1262	12,1	2	59,7
▪ son de blé	172	721	14,9	4,7	17,7
Fécules					
Fécule de pommes de terre	336	1405	0,6	0,1	83,1
Fécule de maïs	346	1448	0,4	0,1	85,9
Fécule de riz	343	1436	0,8	0	85
Fécule de blé	347	1451	0,4	0,1	86,1
Divers					
Levure de boulanger fraîche	78	325	16,7	1,2	0
Poudre levante	100	427	0,1	0	25
Chapelure	349	1460	13	1	72
▪ complète	322	1366	13	2	63
Levure de boulancher sèche	285	1212	36	1,5	32

FRUITS ET PRODUITS À BASE DE FRUITS

Ananas, frais	56	232	0,5	0,2	12,4
▪ en boite	66	277	0,4	0,2	15,2
▪ jus	53	220	0,4	0,1	12
Pomme, crue	54	225	0,3	0,6	11,4
▪ séchée	255	1067	1,4	1,6	57

Sels minéraux			Vitamines					
Calcium	Magné-sium	Fer	A	E	B_1	B_2	B_6	C
mg	mg	mg	µg	mg	mg	mg	mg	mg
30	120	4	2	1,8	0,35	0,2	0,3	0
*	*	*	*	*	*	*	*	0
32	93	3,7	1	1,6	0,3	0,14	0,3	0
10	a.d.	a.d.	a.d.	24,9	a.d.	a.d.	a.d.	a.d.
17	30	1	a.d.	0,8	0,12	0,04	0,09	0
49	285	8,5	10	24,7	2	0,72	0,49	0
33	97	3,3	3	1,4	0,46	0,11	0,27	0
15	20	1,5	a.d.	0,3	0,06	0,03	0,18	0
16	10	1,1	a.d.	0,3	0,11	0,08	0,1	0
24	53	2,2	a.d.	1,4	0,43	0,07	0,24	0
28	130	4,7	a.d.	2,1	0,47	0,17	0,46	0
67	490	16	a.d.	2,7	0,65	0,51	0,73	0
35	6	1,8	0	0	a.d.	a.d.	0,01	0
0	2	0,5	0	0	a.d.	0,01	a.d.	0
20	20	a.d.	0	0	0	0	0	0
0	a.d.	0	0	0	0	0	0	0
23	28	3,5	a.d.	0,1	1,4	2,3	0,68	a.d.
a.d.	a.d.	a.d.	a.d.	a.d.	a.d.	a.d.	a.d.	a.d.
50	23	1,2	0	0,4	0,2	0,05	0,11	0
a.d.	a.d.	a.d.	a.d.	a.d.	a.d.	a.d.	a.d.	a.d.
80	230	20	0	0	2,3	4,5	2	0
16	17	0,4	10	0,1	0,08	0,03	0,08	20
16	17	0,2	3	0,1	0,08	0,02	0,07	7
12	12	0,7	8	0,1	0,05	0,02	0,1	9
7	6	0,5	6	0,5	0,04	0,03	0,1	12
31	32	1,2	32	1,8	0,1	0,11	0,16	11

Aliment (pour 100 g) * = sous forme de traces a.d. = absence de données	Apports en énergie et macro-nutriments				
	Kilo-calories	Kilojoules	Protéines	Lipides	Glucides
	kcal	kj	g	g	g
▪ marmelade	258	1080	0,1	0,1	64
▪ compote	79	328	0,2	0,4	19,2
▪ jus	57	208	0,1	a.d.	11,7
Orange, crue	42	177	1	0,2	8,3
▪ marmelade	259	1085	0,4	0	63,6
▪ jus fraîchement pressé	46	192	0,7	0,2	9,4
▪ jus du commerce sans sucre ajouté	44	185	0,7	0,2	0,9
▪ jus concentré	212	885	2,4	1,5	47,1
Abricots, crus	43	180	0,9	0,1	8,5
▪ séchés	240	1003	5	0,5	47,9
▪ en boite	71	298	0,6	0,1	17
▪ confiture	248	1037	0,3	0,1	60,6
▪ nectar à 40 % de fruit	60	250	0,3	0,1	14,4
Avocat, cru	221	923	1,9	23,5	0,4
Fruits séchés en mélange	246	1045	2,9	0,9	20
Banane, crue	88	369	1,2	0,2	20
▪ séchée	326	1362	4,4	0,8	75,2
Poire, crue	55	231	0,5	0,3	12,4
▪ séchée	213	890	3,1	1,8	46
▪ au sirop	67	281	0,3	0,2	16
▪ nectar à 40 % de fruit	55	228	0,3	0,2	12,9
Mûre, crue	44	183	1,2	1	6,2
▪ confiture	259	1084	0,5	0,4	63,1
▪ jus	38	158	0,3	0,6	7,8
Anone, crue	63	264	1,5	0,3	13,6
Clémentine, crue	39	67	0,9	a.d.	8,7
Cranberry, crue	46	192	0,4	0,1	7,6
Datte séchée	277	1160	2	0,5	65,2
Sorbe crue	85	356	1,5	2	18
Fraise, crue	32	134	0,8	0,4	5,5
▪ au sirop	77	320	0,6	0,2	18,1

Sels minéraux			Vitamines					
Calcium	Magné-sium	Fer	A	E	B_1	B_2	B_6	C
mg	mg	mg	µg	mg	mg	mg	mg	mg
10	2	0,4	2	0,1	a.d.	a.d.	0,1	a.d.
4	10	0,4	6	0,5	0,01	0,02	0,06	2
7	4	0,3	7	0,5	0,02	0,03	0,1	1
42	14	0,4	13	0,3	0,09	0,04	0,1	50
32	5	0,3	3	a.d.	0,01	0,01	0,01	4
11	12	0,2	12	0,2	0,07	0,02	0,05	52
13	12	0,3	1	0,7	0,06	0,01	0,13	42
34	83	1,3	101	1,5	0,4	0,1	0,3	237
17	9	0,6	280	0,5	0,04	0,05	0,07	10
82	50	4,4	5800	2,7	0,01	0,11	0,17	12
11	9	0,7	131	0,3	0,02	0,02	0,05	4
8	4	0,4	55	0,1	0,01	0,02	0,01	11
9	5	0,2	105	0,2	0,01	0,01	0,02	3
10	29	0,6	12	1,3	0,08	0,15	0,5	13
50	40	2,5	250	1	0,1	0,11	0,15	10
8	31	0,3	8,5	0,3	0,05	0,06	0,37	11
32	110	2,8	13	0,7	0,2	0,2	0,9	28
9	8	0,2	2	0,4	0,03	0,04	0,02	5
35	34	1,3	12	1,5	0,01	0,18	0,04	7
6	4	0,4	2	0,2	0,01	0,02	0,01	2
3	4	0,1	a.d.	0,2	a.d.	0,02	0,01	a.d.
44	30	0,9	45	0,7	0,03	0,04	0,05	17
17	11	0,5	9	0,1	a.d.	0,02	0,01	a.d.
12	31	0,9	46	0,8	0,02	0,03	0,04	10
15	25	0,6	1	0,5	0,09	0,11	0,1	15
30	10	0,2	50	0,3	0,09	0,04	0,05	54
8	6	0,3	3	1,2	0,01	0,02	0,057	13,3
61	50	1,9	25	0,2	0,04	0,09	0,13	2
42	17	2	408	0,5	0,03	0,06	0,05	98
24	15	1	3	0,1	0,03	0,06	0,06	62
7	22	1,9	3	a.d.	0,01	0,03	0,03	30

Aliment (pour 100 g) * = sous forme de traces a.d. = absence de données	Apports en énergie et macro-nutriments				
	Kilo-calories	Kilojoules	Protéines	Lipides	Glucides
	kcal	kj	g	g	g
▪ confiture	256	1072	0,3	0,2	62,6
▪ surgelée	33	137	0,8	0,4	6,5
Figue, crue	61	256	1,3	0,5	12,9
▪ séchée	247	1032	3,9	1,3	54
▪ au sirop	296	1238	3,5	0,2	70
Grenade, crue	74	311	0,7	0,6	16,7
Pamplemousse, cru	38	158	0,6	0,2	7,4
▪ jus	36	152	0,6	0,1	7,2
▪ jus sucré	58	241	0,5	0,1	13,7
▪ jus du commerce sans sucre ajouté	47	197	0,5	0,1	10,1
Goyave, crue	34	142	0,9	0,5	5,8
▪ au sirop, en conserve	65	273	0,6	0,3	15,7
Cynorhodon, cru	94	393	3,6	0,6	16,2
▪ chair et enveloppe	89	373	2	0,7	18,7
▪ confiture	252	1056	0,5	0,2	62,3
Myrtille, crue	37	154	0,7	0,6	6,1
▪ en conserve, au sirop (liquide et fruits)	73	307	0,9	0,5	16
▪ en conserve, au naturel (liquide et fruits)	24	98	0,4	0,4	3,9
▪ confiture	257	1077	0,3	a.d.	63,6
Myrtille de culture, crue	83	349	0,7	0,5	19
▪ surgelée, sans sucre ajouté	83	349	0,7	0,5	19
Framboise, crue	33	140	1,3	0,3	4,8
▪ gelée	242	1011	a.d.	a.d.	59,9
▪ en conserve, au sirop	70	249	0,7	0,3	16
▪ en conserve, au naturel	26	108	0,7	0,1	5,5
▪ confiture	251	1051	0,5	0,3	60,9
▪ jus fraîchement pressé	28	118	0,3	0	5,5
▪ sirop	263	1101	a.d.	0	65,8
Baies de sureau noir	54	228	2,6	1,7	6,5
▪ jus	38	160	2	0,4	6,8
Melon d'Espagne (jaune)	54	228	0,9	0,1	12,4

Sels minéraux			Vitamines					
Calcium	Magné-sium	Fer	A	E	B_1	B_2	B_6	C
mg	mg	mg	µg	mg	mg	mg	mg	mg
9	6	0,5	2	a.d.	0,01	0,01	0,01	9
24	15	1	13	0,2	0,03	0,06	0,06	60
54	20	0,6	8	0,5	0,05	0,05	0,1	3
190	70	3,2	8	2	0,11	0,1	0,12	2
26	10	0,7	3	0,2	0,03	a.d.	0,04	1
8	3	0,5	7	0,2	0,05	0,02	0,11	7
24	10	0,2	1,9	0,3	0,05	0,03	0,03	44
10	9	0,2	1	0,3	0,04	0,02	0,01	40
8	7	0,4	*	*	0,03	0,02	0,01	35
8	8	0,5	*	*	0,03	0,02	0,01	35
17	13	0,7	119	0,4	0,03	0,04	0,14	273
8	6	0,4	20	0,2	0,04	0,03	0,06	180
257	104	0,5	800	4,2	0,06	0,07	0,05	1250
98	42	0,2	260	0,3	0,04	0,04	0,03	1500
71	24	0,3	74	0,1	0,01	0,01	0,01	51
10	2	0,9	5,7	2,7	0,02	0,02	0,06	22
12	4	2,6	2	1,7	0,01	0,02	0,02	8
11	1	0,3	2	0,9	0,01	0,01	0,02	12
5	1	0,5	1	0,4	a.d.	a.d.	0,01	1
15	6	1	10	*	0,03	0,06	*	14
10	2	0,8	10	1,9	0,03	0,06	0,06	7
40	30	1	4	0,9	0,03	0,07	0,08	25
*	*	*	*	*	*	*	*	*
18	13	1,8	3	0,8	0,01	0,06	0,04	5
15	11	0,6	4	0,4	0,01	0,04	0,02	9
15	11	0,6	1	0,2	a.d.	a.d.	0,01	3
18	16	2,6	10	1	0,03	0,04	0,06	25
16	7	2	24	7,5	0,06	a.d.	0,03	16
37	30	1,6	60	1	0,07	0,07	0,25	18
5	31	1,6	61	1	0,03	0,06	0,09	26
13	10	0,2	783	0,1	0,06	0,02	0,09	32

Aliment (pour 100 g) * = sous forme de traces a.d. = absence de données	Apports en énergie et macronutriments				
	Kilo-calories	Kilojoules	Protéines	Lipides	Glucides
	kcal	kj	g	g	g
Groseille	33	136	1,1	0,2	4,8
▪ confiture	257	1073	0,5	0,2	62,2
▪ nectar	61	224	0,4	a.d.	12,4
Cassis	39	164	1,3	0,2	6,1
▪ nectar	64	236	0,4	a.d.	13
Kaki cru	70	293	0,6	0,3	16
Figue de barbarie crue	38	160	0,8	0,7	7,1
Physalis cru	53	222	1,9	0,7	9,8
Carambole crue	31	128	1	0,3	3,9
Cerise, en conserve	83	347	0,7	0,2	19,6
▪ confiture	250	1046	0,5	0,1	60,8
▪ jus	41	175	0,1	0	10,2
▪ aigre (griotte)	53	222	0,9	0,5	9,9
▪ douce	63	262	0,9	0,3	13,3
Kiwi cru	50	209	0,9	0,6	9,1
Raisins de Corinthe (secs, petits, très foncés)	259	1084	1,7	0,6	63,1
Kumquat cru	64	266	0,6	0,3	14,6
Citron vert cru	39	164	0,5	2,4	1,9
Litchi cru	75	315	0,9	0,3	17
Loganberry, cru	64	269	1,1	a.d.	15
▪ en conserve	107	449	0,6	0	26,2
Mandarine, crue	46	192	0,6	0,3	10,2
▪ en boite	60	257	0,5	0,1	14,4
▪ jus	46	193	0,9	0,3	9,6
▪ jus du commerce sans sucre ajouté	44	185	0,5	0,2	10,1
Mangue, crue	57	240	0,6	0,5	12,5
▪ en conserve	82	345	0,3	0,2	20,3
Melon, cantaloupe, cru	36	150	0,9	0,3	8,4
▪ Galia, cru	26	109	0,5	0,3	5,6
Mirabelle crue	67	282	0,7	0,2	15
Nèfle crue	44	186	0,5	0,2	10,6

Sels minéraux			Vitamines					
Calcium	Magnésium	Fer	A	E	B_1	B_2	B_6	C
mg	mg	mg	µg	mg	mg	mg	mg	mg
29	13	0,9	4,2	0,7	0,04	0,03	0,05	36
12	5	0,5	2	0,1	0,01	0,01	0,01	16
7	4	0,3	4	0,2	a.d.	a.d.	a.d.	6
43	17	1,3	14	1,9	0,05	0,05	0,08	177
15	4	0,3	4	0,4	a.d.	+	0,01	30
8	8	0,3	266	0,8	0,02	0,02	0,05	16
28	85	0,3	9	0,5	0,01	0,03	0,11	25
9	*	1	36	*	0,11	0,04	*	43
3	10	0,08	3	0,15	0,01	0,02	0,02	34
12	21	0,5	70	*	0,03	0,02	0,01	4
9	3	0,4	10	a.d.	0,01	0,01	0,01	1
8	4	0,2	0	0,1	0,01	0,01	0	5
8	8	0,5	40	0,1	0,05	0,06	0,05	12
17	11	0,4	6	0,1	0,04	0,04	0,05	15
40	24	0,8	7	0,5	0,02	0,05	0,02	46
95	36	1,8	5	0,6	0,03	0,08	0,11	0
16	13	0,6	29	0,3	0,09	0,08	0,03	38
13	15	0,2	1,7	0,4	0,03	0,02	0,05	44
8	10	0,4	0	0,5	0,05	0,05	0,02	39
17	25	0,8	13	0,5	0,03	0,14	0,06	56
18	11	1,4	70	0,3	0,01	0,02	0,03	35
33	11	0,3	47	0,3	0,06	0,03	0,02	32
20	7	0,2	0	0,1	0,05	0,02	0,01	15
19	11	0,2	21	0,3	0,06	0,03	0,02	32
18	*	0,2	42	*	0,06	0,02	*	22
10	18	0,4	205	1	0,05	0,04	0,13	37
10	7	0,4	249	0,6	0,02	0,03	0,06	10
9	12	0,2	0	0,07	0,06	0,02	0,09	37
19	20	0,2	0	0,1	0,05	0,03	0,08	25
12	15	0,5	42	0,5	0,06	0,04	0,05	7
30	11	0,5	133	a.d.	0,03	0,2	0,04	2

Aliment (pour 100 g) * = sous forme de traces a.d. = absence de données	Apports en énergie et macronutriments				
	Kilo-calories	Kilojoules	Protéines	Lipides	Glucides
	kcal	kj	g	g	g
Airelle des marais crue	35	147	0,4	0,7	3,9
Nectarine, crue, dénoyautée	53	223	0,9	0,1	12,4
Gombos crus	19	81	2,1	0,2	2,2
Papaye crue	37	155	0,5	0,1	1,9
Fruit de la passion, sans la peau	63	263	2,4	0,4	9,5
Pêche, crue	42	174	0,8	0,1	8,9
▪ séchée	244	1020	3,1	0,6	53,9
▪ en conserve (liquide et fruit)	69	289	0,4	0,1	16,5
Prune (quetsche), crue	49	203	0,6	0,2	10,2
▪ séchée (pruneau)	222	927	2,3	0,6	47,4
▪ en conserve (liquide et fruit)	75	315	0,5	0,1	17,2
▪ confiture	242	1008	0,3	a.d.	59,6
▪ compote	202	860	0,9	0,2	48
Airelle rouge, crue	35	145	0,3	0,5	6,2
▪ en conserve, au sirop	182	763	0,5	0,3	44,4
▪ en conserve, au naturel	34	143	0,7	0,6	6,5
Coing, cru	38	159	0,4	0,5	7,3
▪ marmelade	236	985	0,2	a.d.	58,3
Reine-claude crue	56	236	0,8	a.d.	12,3
Argouse, crue	89	371	1,4	7,1	3,3
▪ jus	40	167	0,9	5,9	1,2
Groseille à maquereau, crue	37	155	0,8	0,2	7,1
▪ en conserve, au sirop lourd	90	377	0,5	0,1	21,8
Raisins secs Sultanine	266	1113	1,8	0,6	64,7
Tamarillo rouge cru	56	236	1,7	0,8	10,6
Tamarin	238	1103	2,3	0,2	53
Pastèque crue	37	156	0,6	0,2	8,3
Raisin cru	67	282	0,7	0,3	15,2
▪ raisins secs	292	1223	2,5	0,6	68
▪ jus	68	286	0,2	a.d.	16,6

Sels minéraux			Vitamines					
Calcium	Magné-sium	Fer	A	E	B_1	B_2	B_6	C
mg	mg	mg	µg	mg	mg	mg	mg	mg
14	7	0,9	3	0,5	0,03	0,02	0,07	11
4	13	0,5	73	0,5	0,02	0,05	0,03	8
64	38	0,7	68	0,1	0,07	0,08	0,08	36
21	41	0,4	160	0,7	0,03	0,04	0,03	80
16	39	1,1	108	0,4	0,02	0,1	0,4	20
8	9	0,5	15	1	0,03	0,05	0,03	10
46	54	6,5	83	5,3	0,01	0,14	0,15	17
4	5	0,3	29	0,5	0,01	0,02	0,02	4
8	10	0,4	65	0,8	0,07	0,04	0,05	5
41	27	2,3	23	4,3	0,15	0,12	0,15	4
10	6	1,1	11	0,5	0,03	0,03	0,02	2
6	4	0,3	12	0,2	0,01	0,01	0,01	a.d.
30	3	0,2	7	0,2	0,02	0,03	0,01	1
14	6	0,5	4	1	0,02	0,02	0,01	12
11	7	2,7	*	*	*	*	*	*
13	10	1,5	2	0,6	0,01	0,01	0,01	4
10	8	0,6	6	0,4	0,03	0,03	0,04	14
4	3	0,4	1	0,1	a.d.	a.d.	0,01	a.d.
13	10	1,1	30	*	*	*	*	6
42	30	0,4	250	3,2	0,03	0,21	0,11	450
43	31	0,4	252	0,5	0,03	0,18	0,09	266
29	15	0,6	18	0,6	0,02	0,02	0,02	34
11	9	0,3	19	0,4	0,01	0,01	0,01	10
52	35	1,8	30	0,7	0,1	0,08	0,11	0
12	21	0,7	172	*	0,08	0,04	*	24
80	*	1,3	a.d.	*	0,3	0,08	*	3
8	9	0,4	38	0,1	0,05	0,05	0,07	6
12	9	0,5	1	0,7	0,05	0,03	0,07	4
80	41	2,3	5	0,6	0,1	0,05	0,11	1
12	9	0,4	4	0,7	0,04	0,02	0,02	1

Aliment (pour 100 g) * = sous forme de traces a.d. = absence de données	Apports en énergie et macronutriments				
	Kilo-calories	Kilojoules	Protéines	Lipides	Glucides
	kcal	kj	g	g	g
Citron, pelé	36	149	0,7	0,6	3,2
▪ jus	27	111	0,4	0,1	2,4
Melon miel (*honeydew*) cru	54	231	0,9	0,1	12,4

LÉGUMES, CHAMPIGNONS, LÉGUMINEUSES

Légumes, produits à base de légumes					
Artichaut cru	22	91	2,4	0,1	2,6
Aubergine crue	17	72	1,2	0,2	2,5
Pousses de bambou crues	17	72	2,5	0,3	1
Céleri en branche cru	15	64	1,2	0,2	2,2
Chou-fleur, cru	22	92	2,5	0,3	2,3
▪ cuit	18	76	2,1	0,2	2
▪ cuit à partir du légume surgelé	17	73	1,7	0,2	2,2
▪ surgelé	22	93	1,8	0,2	3,3
Haricots verts	33	137	2,4	0,2	5,1
▪ cuits	27	112	1,6	0,3	4,4
▪ séchés	290	1215	20,7	1,4	47,4
▪ en conserve	22	92	1,2	0,1	3,9
Ortie crue	44	185	7	0,6	1,3
Brocoli, cru	26	108	3,3	0,2	2,5
▪ cuit	22	92	2,8	0,2	2
Endive crue	16	69	1,3	0,2	2,4
Chou de Chine, cru	12	52	1,2	0,3	1,2
Laitue iceberg	13	55	0,7	0,3	1,9
Scarole	14	59	1,8	0,2	1,2
Petits-pois, cuits, égouttés	68	283	5,4	0,5	10,4
▪ crus	81	338	6,6	0,5	12,3
▪ en conserve, égouttés	48	202	3,6	0,4	4,8
▪ surgelés	86	359	7,1	0,5	12,7
Mâche	14	57	1,8	0,4	0,7
Fenouil cru	19	82	1,4	0,3	2,8

Sels minéraux			Vitamines					
Calcium	Magné-sium	Fer	A	E	B_1	B_2	B_6	C
mg	mg	mg	µg	mg	mg	mg	mg	mg
11	28	0,6	0,6	0,4	0,05	0,02	0,06	53
11	10	0,1	2	0,4	0,04	0,01	0,05	53
13	13	0,2	784	0,14	0,06	0,02	0,09	32

53	26	1,5	17	0,2	0,14	0,01	0,1	8
13	11	0,4	7	0,03	0,04	0,04	0,08	5
15	3	0,7	2	0,3	0,13	0,08	0,1	6
80	12	0,2	118	0,2	0,05	0,08	0,09	7
22	17	0,6	2	0,1	0,1	0,11	0,2	69
18	16	0,4	2	0,09	0,09	0,08	0,14	45
14	15	0,5	2	0,1	0,06	0,07	0,12	29
16	17	0,6	2	0,1	0,06	0,06	0,18	46
56	26	0,8	53	0,1	0,08	0,11	0,28	19
50	25	0,6	53	0,1	0,07	0,09	0,2	12
197	194	7	236	0,5	0,5	0,4	1,9	24
34	20	1,3	33	0,05	0,07	0,04	0,03	4
713	80	4,1	800	0,8	0,2	0,15	0,16	300
58	24	0,8	146	0,6	0,1	0,2	0,28	115
87	23	0,9	137	0,7	0,09	0,18	0,12	90
26	13	0,7	572	0,1	0,05	0,03	0,05	10
40	11	0,6	71	0,24	0,03	0,04	0,12	26
19	5	0,4	73	0,6	0,11	0,01	0,03	15
54	10	1,4	280	1	0,06	0,1	0,05	10
22	33	1,3	53	0,3	0,23	0,16	0,12	17
26	30	1,9	60	0,3	0,32	0,15	0,16	25
20	20	1,5	43	0,3	0,1	0,06	0,05	9
24	33	1,8	74	0,3	0,3	0,2	0,2	18
32	13	2	663	0,6	0,07	0,08	0,25	35
38	12	2,7	783	6	0,03	0,11	0,1	93

Aliment (pour 100 g) * = sous forme de traces a.d. = absence de données	Apports en énergie et macro-nutriments				
	Kilo-calories	Kilojoules	Protéines	Lipides	Glucides
	kcal	kj	g	g	g
Oignon blanc cru	23	98	2	0,5	3
Cresson alénois	33	138	4,2	0,7	2,5
Bouillon de légumes déshydraté	180	740	20	7	9,5
Chou vert (ou frisé) cru	37	153	4,3	0,9	2,5
Concombre cru	12	51	0,6	0,2	1,8
Gingembre frais	61	256	2,5	0,8	11
Pomme de terre crue	68	285	2	0,1	14,8
Ail cru	139	582	6,1	0,1	28,4
Céleri-rave, cru	19	78	1,6	0,3	2,3
▪ cuit	20	82	1,4	0,3	2,8
Chou-rave cru	23	97	1,9	0,1	3,7
Rutabaga cru	29	122	1,2	0,2	5,7
Laitue pommée crue	11	48	1,2	0,2	1,1
Courge	25	103	1,1	0,1	4,6
Pissenlit (feuilles) cru	27	112	2,9	0,6	2,4
Blettes crues	14	58	2,1	0,3	0,7
Raifort cru	63	263	2,8	0,3	11,7
Carotte, crue	25	108	1	0,2	4,8
▪ cuite	18	77	0,8	0,2	3,1
▪ séchée	194	811	6,8	1,5	36,8
▪ en conserve	14	59	0,6	0,3	2
▪ jus	22	92	0,6	k. A.	4,8
Poivron, cru	19	78	1,1	0,2	2,9
▪ cuit à l'étuvée	19	80	1	0,3	3,1
Panais cru	59	247	1,3	0,4	12,1
Persil-racine cru	40	168	2,9	0,5	6,1
Poireau cru	25	103	2,2	0,3	3,3
Pourpier cru	11	46	1,5	0,3	0,6
Chicorée de Trévise crue	13	54	1,2	0,2	1,5
Radis roses crus	14	60	1,1	0,1	2,1
Radis (gros) cru	15	64	1,1	0,2	2,4
Rhubarbe, crue	13	56	0,6	0,1	1,4

Sels minéraux			Vitamines					
Calcium	Magné-sium	Fer	A	E	B_1	B_2	B_6	C
mg	mg	mg	µg	mg	mg	mg	mg	mg
39	12	1,9	103	0,1	0,05	0,03	0,13	26
214	40	2,9	365	0,7	0,15	0,19	0,3	59
*	*	*	*	*	*	*	*	*
212	31	1,9	1447	1,7	0,1	0,2	0,25	105
15	8	0,2	65	0,1	0,02	0,03	0,04	8
97	130	17	1	0	0,02	0,04	0,16	5
6	20	0,4	1	0,05	0,1	0,05	0,3	17
38	35	1,4	0	0,01	0,2	0,08	0,38	14
50	43	0,5	3	0,5	0,04	0,07	0,2	8
51	5	0,4	2	0,5	0,04	0,05	0,14	5
68	43	0,5	2	0,4	0,05	0,05	0,07	63
47	11	0,5	17	0,2	0,05	0,07	0,2	33
20	9	0,3	187	0,6	0,06	0,08	0,06	13
22	8	0,8	128	1,1	0,05	0,07	0,1	12
158	36	3,1	1300	2,5	0,2	0,17	0,2	68
103	81	2,7	588	1,5	0,09	0,16	0,09	39
105	33	1,4	4	0,1	0,14	0,11	0,2	114
41	17	0,4	1700	0,5	0,07	0,05	0,3	7
37	12	0,3	1346	0,5	0,06	0,03	0,07	5
256	142	4,7	16000	5	0,3	0,3	0,14	19
24	12	0,7	1000	0,3	0,02	0,02	0,02	3
27	12	1,2	437	0,3	0,02	0,03	0,03	4
10	12	0,4	180	2,5	0,05	0,04	0,24	120
9	11	0,5	180	0,5	0,05	0,04	0,2	105
51	26	0,6	3,3	1	0,08	0,13	0,1	18
39	26	0,9	5	1,7	0,1	0,1	0,23	41
63	18	1	11	0,5	0,09	0,07	0,26	26
95	151	3,6	177	0,5	0,03	0,1	0,15	72
40	11	1,5	133	0,5	0,04	0,03	0,1	28
26	8	0,4	3,8	k. A.	0,04	0,04	0,06	27
40	18	0,8	2	k. A.	0,03	0,03	0,06	29
52	13	0,5	10	0,3	0,02	0,03	0,04	10

Aliment (pour 100 g) * = sous forme de traces a.d. = absence de données	Apports en énergie et macronutriments				
	Kilo-calories	Kilojoules	Protéines	Lipides	Glucides
	kcal	kj	g	g	g
Rhubarbe cuite	11	45	0,5	0,1	1
Choux de Bruxelles, crus	36	151	4,5	0,3	3,3
▪ cuits	31	128	3,8	0,5	2,4
Betterave rouge, crue	41	172	1,5	0,1	8,4
▪ cuite	25	106	1,1	0,1	5
▪ jus	36	152	1	a.d.	8
Chou rouge cru	22	90	1,5	0,2	3,5
Roquette crue	24	101	2,6	0,7	2,1
Oseille crue	25	105	3,2	0,4	2
Choucroute égouttée	17	70	1,5	0,3	0,8
Salsifis, crus	16	67	1,4	0,4	1,6
▪ cuits	17	70	1,3	0,4	2
Asperges, crues	18	74	1,9	0,2	2
▪ cuites	13	52	1,7	0,1	1,2
▪ en conserve	13	52	1,9	0,1	1
Épinards, crus	16	68	2,7	0,3	0,6
▪ cuits	14	59	2,3	0,3	0,5
▪ jus	9	36	1,4	0,1	0,5
▪ surgelés	14	59	2,3	0,3	0,5
Patate douce crue	108	453	1,6	0,6	24,1
Tomate, crue	17	73	1	0,2	2,6
▪ en conserve	19	78	1,2	0,2	2,7
▪ jus	17	72	0,8	0,1	2,9
Topinambour	30	128	2,4	0,4	4
Plantain cru	25	105	3,4	0,4	1,8
Navet cru	25	104	1	0,2	4,7
Chou blanc cru	25	104	1,4	0,2	4,2
Chou de Milan, cru	25	105	3	0,4	2,4
▪ cuit	25	104	2,2	0,4	3,1
Courgette crue	19	79	1,6	0,4	2,2
Maïs doux, cru	86	361	3	1,2	15,8
▪ cuit à l'étuvée	54	224	2,7	1,2	8

Sels minéraux			Vitamines					
Calcium	Magné-sium	Fer	A	E	B_1	B_2	B_6	C
mg	mg	mg	µg	mg	mg	mg	mg	mg
48	10	0,4	5	0,2	0,01	0,02	0,03	6
31	22	1,1	94	0,6	0,13	0,13	0,3	112
32	18	0,8	52	0,5	0,08	0,14	0,2	87
29	25	0,9	2	0,05	0,03	0,04	0,05	10
22	20	0,5	2	a.d.	0,03	0,03	0,04	6
20	26	0,9	2	a.d.	0,01	0,03	0,03	3
35	18	0,5	2,5	1,7	0,07	0,05	0,15	50
160	13	1,5	233	0,6	0,04	0,09	0,07	35
54	33	2,1	231	1,9	0,07	0,16	0,03	117
48	14	0,6	3	0,2	0,03	0,05	0,2	20
53	23	3,3	3	6	0,11	0,03	0,07	4
47	15	2,9	3	6,4	0,08	0,04	0,05	3
26	18	0,7	a.d.	2,1	0,11	0,11	0,06	20
18	15	0,6	a.d.	1,8	0,09	0,1	0,04	16
17	6	0,9	58	1,3	0,06	0,08	0,03	15
117	58	4,1	795	1,4	0,1	0,2	0,2	51
126	46	2,2	871	1,7	0,07	0,16	0,18	29
1	40	1,5	721	1,4	0,01	0,08	0,11	29
120	46	2,1	500	1,4	0,09	0,16	0,19	29
25	19	0,8	1300	4,6	0,06	0,05	0,3	30
9	14	0,3	114	0,8	0,06	0,04	0,1	25
27	13	0,5	81	0,5	0,06	0,03	0,06	17
15	9,5	0,6	90	0,8	0,05	0,04	0,11	17
10	20	3,7	2	0,2	0,2	0,06	0,09	4
412	43	4,3	*	*	*	*	*	*
50	7	0,4	12	0	0,04	0,05	0,08	20
45	14	0,5	12	1,7	0,05	0,05	0,19	47
64	12	0,5	7,5	2,5	0,05	0,07	0,2	50
45	9	0,6	6	2,5	0,04	0,06	0,13	35
30	18	1,5	37	0,5	0,2	0,09	0,12	16
2	27	0,5	12	0,1	0,15	0,12	0,2	12
7	36	0,4	8	0,1	0,11	0,1	0,2	7

Aliment (pour 100 g) * = sous forme de traces a.d. = absence de données	Apports en énergie et macro-nutriments				
	Kilo-calories	Kilojoules	Protéines	Lipides	Glucides
	kcal	kj	g	g	g
▪ en conserve	110	461	3,2	1,5	21
Oignon, cru	27	114	1,2	0,3	4,9
▪ séché	198	828	10,8	0,9	35,3
Champignons					
Pleurote crue	11	47	2,3	0,2	a.d.
Bolet rude cru	18	74	3,1	0,6	a.d.
Bolet jaune cru	12	49	1,7	0,4	0,3
Champignon de Paris, cru	16	66	2,7	0,3	0,6
▪ en conserve	20	84	3,4	0,5	0,5
Armillaire de miel crue	19	80	3,2	0,7	0,1
Morille crue	15	63	2,5	0,3	0,5
Girolle, crue	15	63	2,4	0,5	0,2
▪ séchée	126	530	24,7	2,2	1,8
▪ en conserve	15	63	2,1	0,7	0,2
Lactaire cru	18	76	2,8	0,7	0,1
Bolet brun cru	18	76	2,2	0,8	0,3
Cèpe de Bordeaux, cru	27	113	5,4	0,4	0,5
▪ séché	163	685	29,5	3,2	4,1
Truffe crue	27	113	5,5	0,5	7,4
Légumineuses					
Luzerne (alfalfa) germée fraîche	31	128	4	0,7	2,1
Haricots blancs	238	994	21,1	1,6	34,7
Haricots, graines germées, crues	34	140	4,5	0,7	2,3
Pois crus	271	1135	22,9	1,4	41,2
Pois-chiches, crue	306	1282	19	5,9	44,3
▪ graines germées, crues	144	600	8,8	0,7	25,5
Haricots rouges en conserve	104	442	6,9	0,6	17,8
Haricots de Lima (pois du Cap) crus	275	1151	20,6	1,4	45
Lentilles crues	270	1129	23,5	1,5	40,6
Lentilles blondes	336	1420	23	1,6	50
Haricots mungo crus	269	1126	23,1	1,2	41,5
Fèves crues	309	1294	23,9	2	48,9

Sels minéraux			Vitamines					
Calcium	Magné-sium	Fer	A	E	B_1	B_2	B_6	C
mg	mg	mg	µg	mg	mg	mg	mg	mg
6	30	0,3	5	0,1	0,09	0,06	0,13	4
31	11	0,3	1	0,1	0,03	0,03	0,13	10
162	109	3,3	43	0,7	0,26	0,18	0,5	42
12	13	1,23	*	*	0,19	0,29	0,09	a.d.
2	10	1,6	0	0,1	0,1	0,44	0,05	7
25	6	1,3	0	0,1	0,1	0,4	0,05	8
10	13	1,1	2	0,1	0,1	0,45	0,06	4
19	15	0,8	1	0,1	0,02	0,22	0,06	2
4	12	0,9	0	0,1	0,1	0,4	0,05	5
11	16	1,2	0	0,2	0,13	0,06	0,05	5
4	14	6,5	217	0,1	0,02	0,23	0,04	6
85	135	17,2	1355	0,6	0,16	1,68	0,33	2
5	6	1	217	a.d.	0,01	0,11	0,04	3
6	12	1,3	0	0,1	0,1	0,06	0,05	6
30	9	1	0	0,1	0,1	0,4	0,05	5
4	12	1	1	0,2	0,03	0,37	0,03	3
34	83	8,4	8	0,2	0,19	1,95	0,18	8
24	24	3,5	2	0,1	0,1	0,4	0,05	5
30	27	1	0	0,1	0,08	0,13	0,03	8
113	140	6,1	67	0,2	0,5	0,2	0,41	2
30	50	1	0	0,1	0,37	0,22	0,1	20
51	118	5,2	13	1	0,76	0,27	0,12	1
124	129	6,1	30	2,9	0,5	0,13	0,55	5
36	56	2,3	a.d.	0,1	0,23	0,15	0,27	10
71	30	2	0	0,2	0,2	0,06	0,11	1
90	207	6,3	1	1,1	0,5	0,19	0,47	0
65	129	8	17	1,1	0,48	0,26	0,58	7
a.d.	a.d.	a.d.	a.d.	a.d.	a.d.	a.d.	a.d.	a.d.
90	166	6,8	6	1,9	0,5	0,23	0,4	15
100	190	5,5	6	0,3	0,5	0,26	0,37	1

Aliment (pour 100 g) * = sous forme de traces a.d. = absence de données	Apports en énergie et macro-nutriments				
	Kilo-caloires	Kilojoules	Protéines	Lipides	Glucides
	kcal	kj	g	g	g
Fèves de soja crues	330	1379	34,9	18,3	6,3
Soja texturée	249	1043	44	2,2	13,4
Pousses de soja crues	50	211	5,8	1	4,7
Herbes					
Ail des ours cru	25	105	1,5	0,5	4
Basilic cru	46	194	2,4	0,7	7,5
Cresson de fontaine cru	22	95	1,2	1	0,4
Aneth cru	54	229	3,7	0,8	8
Cerfeuil cru	69	293	3,8	0,9	11,5
Livèche crue	41	174	3,5	0,8	5
Marjolaine crue	50	209	2,3	1,2	7,4
Persil cru	50	214	4,4	0,4	7,4
Romarin cru	99	416	1,4	4,4	13,5
Sauge crue	119	502	3,9	4,6	15,6
Ciboulette crue	27	113	3,6	0,7	1,6
Thym cru	95	401	3	2,5	15,1

Corps gras, huiles, graines et fruits à coques

Huiles et corps gras végétaux					
Huile d'argan	896	3749	0	99,5	0
Huile de coton	900	3766	0	100	0
Huile d'arachide	884	3703	0	100	0,2
Huile de chanvre	897	3753	0,1	99,7	0
Huile de coco	900	3766	0	100	0
Huile de pépins de courge	900	3766	0	100	0
Huile de lin	900	3766	0	100	0
Huile de germe de maïs	900	3766	0	100	0
Huile d'olive	900	3766	0	100	0

Sels minéraux			Vitamines					
Calcium	Magné-sium	Fer	A	E	B_1	B_2	B_6	C
mg	mg	mg	µg	mg	mg	mg	mg	mg
201	220	6,6	63	1,5	1	0,5	1	0
250	300	11	6	13	1,1	0,3	0,29	0
32	19	0,9	4	0,1	0,16	0,16	0,16	20
76	22	2,9	*	*	*	*	*	150
369	74	7,3	658	0	0,03	0,06	0	11
170	15	2,2	692	1,5	0,16	0,06	0,23	62
230	28	5,5	1016	1,7	0,19	0,43	0,3	50
400	35	1,6	916	2,5	0,12	0,3	0,03	36
150	30	2	666	1	0,08	0,15	0,05	45
350	60	7	133	0,1	0,05	0,06	0,01	9
179	44	3,6	901	3,7	0,14	0,3	0,2	159
370	64	8,5	92	0,1	0,1	a.d.	a.d.	29
600	160	4,7	215	0	0,11	0,06	0	2
129	44	1,6	50	1,6	0,14	0,15	0,42	47
630	73	5	127	0	0,16	0,07	0	2

*	*	*	*	72	*	*	*	0
1	1	a.d.	a.d.	52	*	*	*	0
1	1	0,1	0	8,9	0	0	0	0
*	*	*	*	3,8	*	*	*	0
2	a.d.	a.d.	a.d.	0,6	0	0	*	0
0	*	*	*	4	*	*	*	0
1	1	*	*	5,2	*	*	*	0
15	*	1,3	23	31,1	*	*	*	0
1	*	0,1	120	13,2	0	0	0	0

Aliment (pour 100 g) * = sous forme de traces a.d. = absence de données	Apports en énergie et macro-nutriments				
	Kilo-caloires	Kilojoules	Protéines	Lipides	Glucides
	kcal	kj	g	g	g
Huile de palme	900	3766	0	100	0
Huile de colza	900	3766	0	100	0
Huile de carthame	900	3766	0	100	0
Huile de sésame	900	3766	0	100	0
Huile de soja	900	3766	0	100	0
Huile de tournesol	900	3766	0	100	0
Huile de pépins de raisin	900	3766	0	100	0
Huile de noix	900	3766	0	100	0
Huile de germes de blé	900	3766	0	100	0
Graines et fruits à coques					
Noix de cajou crues	571	2387	17,2	42,2	30,5
Cacahuètes soufflées	520	2176	13	28	54
Cacahuètes crues	564	2360	25,3	48,1	7,5
Noisettes crues	644	2696	12	61,6	10,5
Châtaignes (ou marrons) crues	196	818	3,4	1,9	41,2
Lait de coco en conserve	175	732	1,8	18	3
Noix de coco mûre	363	1520	3,9	36,5	4,8
Noix de coco râpée, séchée	606	2536	5,6	62	6,4
Graines de courge crues	565	2363	24,4	45,6	14,2
Graines de lin crues, non décortiquées	376	1558	24,4	30,9	0
Noix de macadamia crues	703	2941	7,5	73	4
Amandes crues	583	2441	18,7	54,1	5,4
Graines de pavot crues	477	1997	20,2	42,2	4,2
Noix du Brésil crues	670	2803	13,6	66,8	3,6
Noix de pécan crues	703	2941	9,3	72	4,4
Pignons de pin crus	674	2820	13	60	20,5
Pistaches crues	594	2485	20,8	51,6	11,6
Graines de sésame crues, non décortiquées	565	2365	17,7	50,4	10,2
Graines de tournesol	580	2428	22,5	49	12,3
Noix de Grenoble crues	663	2772	14,4	62,5	10,6
Amandes de cèdre	550	2300	17,5	42,2	30,5

	Sels minéraux			Vitamines					
	Calcium	Magné-sium	Fer	A	E	B_1	B_2	B_6	C
	mg	mg	mg	µg	mg	mg	mg	mg	mg
	1	1	*	4340	24,5	*	*	*	0
	1	1	0,1	550	30	*	*	*	0
	*	*	*	*	48,2	*	*	*	0
	10	*	0,1	*	28,3	0,01	0,07	*	0
	*	*	*	583	29	*	*	*	0
	1	1	*	4	50	0	*	*	0
	*	*	*	*	37	*	*	*	0
	*	*	*	*	8	*	*	*	0
	1	1	0,1	*	185	*	*	*	0
	31	270	2,8	10	0,8	0,63	0,25	0,42	0
	16	43	0,9	27	5	0,18	0,04	0,13	0
	40	163	1,8	0,3	10,3	0,9	0,15	0,44	0
	225	150	3,8	5	26,6	0,4	0,2	0,31	3
	33	45	1,4	4	1,2	0,23	0,22	0,35	27
	*	*	*	*	*	*	*	*	*
	20	39	2,3	0	0,8	0,06	0,01	0,06	2
	22	90	3,6	0	0,1	0,04	0,6	0,2	1
	41	402	12,5	38	4	0,22	0,32	0,9	a.d.
	198	90	8,2	0	1,3	0,17	0,16	0,2	1
	51	108	0,2	0	1,5	0,28	0,12	0,28	0
	252	170	4,1	23	25,2	0,22	0,6	0,16	0
	1460	333	9,5	5	4	0,86	0,17	0,44	0
	130	160	3,4	3	7,6	1	0,04	0,11	2
	73	142	2,4	13	3,1	0,86	0,13	*	2
	12	235	5,2	8	13,7	1,3	0,23	0,11	2
	130	160	7,3	25	5,2	0,69	0,2	0,25	7
	783	347	10	7	2,5	0,8	0,25	0,79	0
	98	420	6,3	3	21,8	1,9	0,14	0,6	0
	87	135	2,1	10	6	0,35	0,1	0,87	3
	a.d.	a.d.	a.d.	a.d.	a.d.	a.d.	a.d.	a.d.	a.d.

PRODUITS FINIS

On appelle « produits finis » les aliments préparés que proposent les supermarchés, à consommer tels quels ou après les avoir réchauffés. Il peut s'agir de produits surgelés, de conserves, de produits instantanés comme des potages ou des sauces, de repas complets à réchauffer au four à micro-ondes, mais aussi, au rayon frais, de salades toutes prêtes, de plats de pâtes ou encore de yaourts aux fruits. Le vaste choix de produits finis offert par les supermarchés et les magasins bio semble apporter une solution au manque de temps qui caractérise notre époque moderne. Environ deux tiers des aliments que nous consommons seraient issus de l'industrie alimentaire – et la tendance est à la hausse. Malheureusement, il s'agit rarement d'aliments complets et bons pour la santé. Ils contiennent, pour la plupart, des arômes artificiels et des conservateurs.

IMPORTANT

Produits finis : à consommer avec modération !

Se nourrir principalement, voire exclusivement, de produits tout prêts peut avoir, à la longue, des conséquences négatives pour la santé. La faute en revient essentiellement à leur contenu en arômes, corps gras et sucres, difficile à évaluer par le consommateur. Ces produits privent l'organisme d'une nourriture saine et naturelle, sans compter qu'ils perturbent les papilles gustatives. Ce qu'il faut retenir : plus un produit est transformé, plus il est chargé en additifs et en arômes artificiels; et plus il est pauvre en nutriments.

Les produits surgelés : riches en substances vitales

Les surgelés représentent une bonne alternative aux produits frais, car il s'agit de fruits, de légumes ou d'herbes conditionnés immédiatement après récolte : d'abord blanchis à l'eau bouillante ou à la vapeur, ils sont ensuite refroidis brutalement. Si la surgélation peut altérer la texture des aliments – en raison de la cristallisation des molécules d'eau qu'ils contiennent – elle préserve presque intégralement leurs vitamines et sels minéraux. Les fruits et légumes bruts surgelés ont donc une valeur nutritive supérieure à celle de leurs équivalents frais qui ont subi un long temps de transport avant d'arriver sur les étals des supermarchés.

INFO

Privilégier les cuissons douces

Les aliments juste blanchis ou cuits à la vapeur ont une teneur en vitamines supérieure à ceux qui sont cuits à forte température, au four ou à la poêle. Plus la cuisson est longue et intensive, plus elle altère la texture de l'aliment et lui fait perdre ses vitamines et ses sels minéraux.

Tableau des produits finis

Si vous disposez de peu de temps pour cuisiner, les tableaux suivants vous aideront à choisir les aliments tout prêts en fonction de leurs valeurs nutritionnelles. Néanmoins, une alimentation reposant exclusivement sur des produits de ce type est à déconseiller car il est difficile de connaître leur contenu en vitamines et sels minéraux.

Actuellement, la réglementation européenne ne rend obligatoire le tableau des valeurs nutritionnelles que pour les produits dont l'argumentaire commercial mentionne des bienfaits pour la santé ou des allégations nutritionnelles.

À partir de fin 2016, l'étiquetage deviendra obligatoire pour toutes les denrées pré-emballées, mais il se limitera aux informations suivantes : valeur énergétique (kilocalories, kilojoules) et teneur en protéines, sel, lipides, acides gras saturés, hydrates de carbone et sucres. Les pages suivantes offrent un aperçu des produits finis végétaliens, avec leur contenu en kilocalories / kilojoules et en macronutriments.

Produits à tartiner

Aliments (pour 100 g) * = sous forme de traces a.d. = absence de données	Énergie		Macronutriments		
	Kilo-calories	Kilo-joules	Protéi-nes	Lipides	Gluci-des
	kcal	kj	g	g	g
Pâtes à tartiner salées					
Pâté à l'aubergine grillée, *Tartex*	168	695	6	14,2	4
Pâté ratatouille, *Tartex*	210	873	6,3	15,5	9,5
Cremisso poivron-chili, *Tartex*	422	1741	4	42	7
Ail & fines herbes, *Sojami*	164	681	10,7	12,9	1
Basilic, *Sojami*	164	681	10,7	12,9	1
Apéritif curcuma, *Sojami*	152	632	8,5	12,1	1,9
Terrine légumes du soleil BIO, *Bjorg*	210	870	4,5	16,5	9
Terrine olives BIO, *Bjorg*	215	890	4,5	16,5	10,5
Délice de légumes indien, *Le Petit Bio*	118	497	3,4	5,2	12,9
Margarines					
Margarine bio, *Saint-Hubert*	522	2146	0	58	0
Margarine végétale bio, *La Vie Claire*	727	2991	0	80,3	0,1
Margarine bio au soja , *Provamel*	630	2590	0	70	0
Purées d'oléagineux					
Purée de cacahuètes, *Jean Hervé*	622	2582	28	48,8	12,8
Purée d'amandes complètes, *Jean Hervé*	665	2753	21,8	58,5	5,1
Purée de noix de cajou, *Jean Hervé*	601	2500	21,2	43,1	26
Crème de tournesol, *Monki*	667	2792	24	53	20
Beurre de cacahuètes crunchy, *Monki*	617	2583	27	49	17
Beurre d'amandes, *Biona Organic*	640	2689	21	50,6	19,8
Beurre de noisettes, *Biona Organic*	693	2910	15	60,8	16,8

Aliments (pour 100 g) * = sous forme de traces a.d. = absence de données	Énergie		Macronutriments		
	Kilo-calories	Kilo-joules	Protéines	Lipides	Glucides
	kcal	kj	g	g	g
Pâtes à tartiner sucrées					
Kokolo, *Jean Hervé*	582	2418	11	41	39,1
Chocamore, *Jean Hervé*	554	2304	12,7	37,2	39
Karouba, *Jean Hervé*	580	2410	12,1	42	34,4
Amande à tartiner BIO, *Bjorg*	603	2502	17,4	45,7	28,5
Cocobella, *Biona Organic*	637	2676	3,9	60,3	15,3
Pâte à tartiner noix du Brésil-cacao, *Raw Health*	625	2613	13	58,6	18,8
Confiture de fraises, *Bonneterre*	165	705	0,5	0,2	40
Confiture d'oranges, *Bonneterre*	165	705	0,4	0,1	40,9
Gelée extra de framboises, *Prosain*	247	1050	0,5	0,1	61
Confiture extra de griottes, *Prosain*	247	2050	0,5	0,1	61

Pains et galettes

Pains, pains à griller, petits-pains, crackers					
Tartines craquantes au sarrasin, *Le Pain des Fleurs*	288	1643	13	2,8	74,8
Tartines craquantes à la figue, *Le Pain des Fleurs*	378	1604	7	1,2	82
Pumpernickel, *Pural*	205	859	5	1	38
Pain azyme châtaignes, *Paul Heumann*	370	1549	9,7	1,8	75,4
Buns au sésame, *Biofournil*	320	1339	8	8	53
Pain épeautre-noix, *Pinabel*	352	1473	7,3	12	53,6
Biscottes d'épeautre, *Moulins des Moines*	390	1632	1,3	5,4	72

Aliments (pour 100 g) * = sous forme de traces a.d. = absence de données	Énergie		Macronutriments		
	Kilo-calories	Kilo-joules	Protéines	Lipides	Glucides
	kcal	kj	g	g	g
Galettes (de riz, de quinoa, de maïs, ect.)					
Galettes de riz complet, *Bjorg*	390	1650	8	3,5	80
Galettes de riz et sésame, *Bjorg*	360	1530	8	3,5	80
Galettes de sarrasin aux graines de lin, *Lima*	386	1630	11,6	4,2	71,5
Galettes de maïs, *Lima*	384	1626	7,9	3,4	77,8
Galettes de riz et quinoa, *Priméal*	378	1601	7,8	2,7	79,1
Galettes de maïs, *Priméal*	391	1658	7,7	1,5	85,5
Galette de riz au sarrasin, La Vie Claire	390	1655	7,5	2,5	85,7

Produits céréaliers

Mélanges pour muësli, flocons, krispies, fruits séchés					
Muësli quinoa et fruits, *Priméal*	367	1542	9	7,6	59
Flakes au sarrasin, *Priméal*	355	1485	13	3	68
Muësli 5 céréales, *Priméal*	360	1519	10,9	5,9	61,5
Muësli montagnard, *Celnat*	366	1542	9,5	6	64,9
Crunchy pommes figues, *Celnat*	435	1829	7,7	13,3	67,6
Muësli antioxydant, *Celnat*	384	1615	13,2	8,7	57,9
Corn flakes au sirop de maïs, *Celnat*	371	1573	8	1	80
Muësli raisins figues abricots, *Naturalia*	346	1460	8,9	3,5	65,2
Crousti' Avoine chocolat, *Bjorg*	440	1851	8,8	13,2	68,9
Muësli sans sucre ajouté, *Bjorg*	362	1524	11,3	7,4	58,6
Bran flakes pommes raisins figues, *Favrichon*	337	1424	8,7	2,1	63,6

Aliments (pour 100 g) * = sous forme de traces a.d. = absence de données	Énergie		Macronutriments		
	Kilo-calories	Kilo-joules	Protéines	Lipides	Glucides
	kcal	kj	g	g	g
Céréales, semoules, farines					
Couscous de blé dur complet, *Lima*	373	1581	13	2,8	73,3
Couscous quinoa épeautre, *Priméal*	346	1462	13,2	3,3	62,3
Quinoa en grain, *Lima*	365	1543	13,2	3,8	66,2
Kasha, *Priméal*	355	1504	12,2	3,1	67,4
Boulgour fin, *Priméal*	354	1496	13,8	2,8	63,9
Couscous maïs riz, *Priméal*	342	1450	7,4	1,7	74,2
Orge perlé, *Priméal*	348	1474	9,7	1,3	72
Farine d'amarante, *Celnat*	391	1648	15,5	7,1	61,5
Farine de maïs, *Celnat*	344	1457	4,6	1,6	76,4
Farine de soja, *Priméal*	409	1708	37,9	18	16,4
Farine de blé T80, *Priméal*	351	1487	11,6	1,2	71,1
Farine de pois chiches, *Priméal*	364	1534	21,7	6,1	50,7
Farine de lupin, Priméal	360	1507	40	12	9
Pâtes alimentaires, pâtes à pizza					
Nouilles soba, *Lima*	356	1508	12,8	3	66
Coquillettes blanches, *Priméal*	352	1492	11,5	1,1	72,6
Papillons blancs, *Priméal*	356	1512	12,5	1,5	73,2
Macaroni complets, *Priméal*	354	1499	12,6	1,8	67,5
Fusilli 3 couleurs, *Celnat*	362	1532	10,5	1,5	74
Penne blé dur et riz, *Celnat*	358	1520	10,1	1,2	75,5
Tagliatelle demi-complètes, *Celnat*	363	1538	11,5	1,6	73,5
Spirales pois cassés, *Priméal*	362	1533	13,6	2,5	68
Codini poireaux, *Priméal*	348	1473	11,7	1,6	69
Farine spéciale pizza, *Priméal*	358	1632	14	1	76,7

SUBSTITUTS DU LAIT ET DES PRODUITS LAITIERS

Aliments (pour 100 g) * = sous forme de traces a.d. = absence de données	Énergie		Macronutriments		
	Kilo-calories	Kilo-joules	Protéines	Lipides	Glucides
	kcal	kj	g	g	g
Laits végétaux, boissons lactées					
Rice drink noisette amande, *Lima*	83	346	0,7	3,9	10,7
Soya drink natural, *Lima*	40	167	3,5	2	1,8
Avoine drink vanilla, *Lima*	49	207	0,7	1,3	8,5
Epeautre drink natural, *Lima*	45	188	0,2	1	8,6
Boisson riz-noix de coco, *Provamel*	60	253	0,3	0,9	12,5
Boisson noix de coco-amande, *Provamel*	36	151	0,6	2,4	2,8
Boisson amande non sucrée, *Provamel*	33	135	0,9	3	0,2
Boisson soya calcium, *Provamel*	45	188	3,7	2,1	2,4
Boisson noix de cajou, *Provamel*	47	196	0,9	2,8	4,4
Boisson riz nature, *Provamel*	54	227	0,1	1,1	11
Lait d'amande vanille, *Bjorg*	43	179	0,6	2	5,6
Boisson riz chocolat, *Bjorg*	76	322	0,5	1	16
Boisson soja léger calcium, *Bjorg*	38	158	2,1	1,2	4,3
Yaourts, puddings					
Yaourt soja natural, *Provamel*	43	181	4	2,3	0,5
Yaourt soja cerise, *Provamel*	75	316	3,6	2	9,4
Yaourt soja banane, *Sojade*	82	347	3,8	2,2	11,8
Yaourt soja vanille, *Sojade*	85	356	3,8	2,1	12,5
Dessert coco-soja-choco, *Provamel*	105	440	3,8	3,2	14,3
Dessert vanille, *Sojade*	98	416	3,3	1,7	14,5
Dessert café, *Sojade*	93	392	3,3	1,8	15

Aliments (pour 100 g) * = sous forme de traces a.d. = absence de données	Énergie		Macronutriments		
	Kilo-calories	Kilo-joules	Protéines	Lipides	Glucides
	kcal	kj	g	g	g
Crèmes					
Avoine cuisine, *Lima*	86	354	0,7	7,5	3,5
Epeautre cuisine, *Lima*	92	380	1,1	7,6	4,4
Soja cuisine, *Sojade*	175	721	3	17	2,2
Soja cuisine, *Provamel*	193	796	3,1	17,9	4,4
Riz cuisine, *Provamel*	96	397	0,4	7,9	5,4
Soja cuisine, *Soy*	135	558	3,1	12	3,4
Amandes cuisine, *La Mandorle*	41	172	2	3	1

Sucreries

Aliments (pour 100 g) * = sous forme de traces a.d. = absence de données	Énergie		Macronutriments		
	Kilo-calories	Kilo-joules	Protéines	Lipides	Glucides
	kcal	kj	g	g	g
Gâteaux, biscuits					
Fourrés fruits rouges, *Le Moulin du Pivert*	421	1762	4,2	13,9	71,1
Fourrés chocolat, *Le Moulin du Pivert*	497	2077	5,8	29	56
Croc's coconut, *Le Moulin du Pivert*	523	2185	6,6	29,2	56,6
Croc's chocolat orange, *Le Moulin du Pivert*	497	2085	6,2	22,8	66,8
Sablés châtaigne chocolat noir, *Le Moulin du Pivert*	494	2065	6,1	25,4	62
Twibio figues, *Le Moulin du Pivert*	375	1567	4,4	8,7	67,9

Aliments (pour 100 g) * = sous forme de traces a.d. = absence de données	Énergie		Macronutriments		
	Kilo-calories	Kilo-joules	Protéines	Lipides	Glucides
	kcal	kj	g	g	g
Glaces					
Sorbet framboises bio, *Tourpargel*	78	333	0,2	0,1	19,1
Bâtonnet Bon Ice, *Bon Vita*	313	1313	2,2	19,2	37,2
Smooze coco mangue, *Kara*	70	293	*	2,5	11
Gomme à mâcher, bonbons					
Nounours sans gelatine, *Okovital*	321	1366	0	0,1	79
Bonbons bouteilles de cola, *Biona*	326	1383	0,1	0,2	79
Bonbons coeurs de grenade, *Biona*	332	1410	0,1	0,2	80
Barres, fruits séchés					
Lifebar figue, *Lifefood*	385	1609	9	19	45
Barre cajou cookie, *Nakd*	410	725	10	23	46
Barre chia coconut, *Roo'bar*	390	1632	4,3	17,5	57,8
Mûres blanches, *Lifefood*	339	1435	4,2	1,5	75
Bananes, *Lifefood*	308	1306	3,3	1	69
Raisins infusés cerise, *Nakd*	272	1159	2,1	0,1	79
Chocolat					
Chocolat noir 70 %, *Plamil*	588	2440	9,3	44	34
Chocolat au café, *Plamil*	555	2288	9,2	47	27,5
Chocolat noir cranberry, *Bonvita*	520	2180	6	36	41
Chocolat au lait de riz et riz soufflé, *Bonvita*	562	2443	1,8	41,1	52,9
Chocolat cru noir orange, *Lifefood*	535	2231	6	46	24

En-cas salés

Aliments (pour 100 g) * = sous forme de traces a.d. = absence de données	Énergie		Macronutriments		
	Kilo-calories	Kilo-joules	Protéines	Lipides	Glucides
	kcal	kj	g	g	g
Chips, grissins, crackers, mélanges de noix					
Chips de kale, *Lifefood*	357	1489	14	18	32
Mini-crackers pizza, *Lifefood*	506	2108	16	37	23
Amandes Teriyaki, *Lifefood*	574	2283	18	40	26
Tranches croustillantes italiennes, *Lifefood*	482	2009	15	32	27
Chips sans sel, *Pléniday*	543	2273	4,2	34,5	51,5
Chips salées, *Bionu*	531	2220	4	32	56,7
Grissins intégral et lin, *La Buona Terra*	410	1716	12,6	12,4	55,1
Pétales de patate douce, *Croustisud*	534	2235	3,7	30	60,4
Soya party chili, *Soy*	470	1967	36,4	26,5	14,6
Pistaches grillées salées, *Secrets d'énergie*	625	2616	21,1	56,8	9
Chili tortilla, *Lima*	521	2181	6,6	30,1	52,8

Aliments cuisinés

Légumes et condiments en conserve et en bocaux					
Edamame nature, *Lima*	118	490	10,8	6,4	2,4
Petits pois, *La Bio Idea*	85	359	4,4	0,5	13,3
Tomates pelées, *La Bio Idea*	26	110	1,2	0,2	4,6
Lentilles vertes petits légumes, *Prosain*	75	317	5	0,3	13
Cœurs d'artichauts, *Biosanare*	37	155	2,3	0,1	4,7
Épinards à la crème de soja, *Le Bonheur est dans le pot*	56	213	2,6	3,2	3

Aliments (pour 100 g) * = sous forme de traces a.d. = absence de données	Énergie		Macronutriments		
	Kilo-calories	Kilo-joules	Protéines	Lipides	Glucides
	kcal	kj	g	g	g
Plats cuisinés					
Dal de lentilles, *Beendhi*	316	1322	22,5	1,8	48,2
Taboulé quinoa, *Danival*	120	503	3,6	3,7	16,7
Trésor du Maroc, *Danival*	147	618	6,9	2,6	19,6
Feuilles de vignes au riz, *Rapunzel*	112	474	2,1	1,7	21
Raviolis aux légumes, *Danival*	85,6	360	2	3	12
Tofu à l'indienne et trésor des Indes, *Danival*	118	496	6,3	2,7	16,1
Couscous végétarien, *Danival*	80	338	2,6	1	14,3
Tex-mex chili con seitan, *Danival*	77	309	6	1	8,5
Desserts, mélanges pour gâteaux					
Préparation pour pain d'épices, *Priméal*	356	1511	7,6	1,5	76,4
Préparation pour brownies, *Priméal*	393	1653	4,1	11,2	67,3
Soja dessert caramel, *Bjorg*	93	392	3,5	2	15
Soupes					
Velouté légumes verts, *Priméal*	37	152	2,1	2,1	0,3
Velouté tomate lentilles corail, *Priméal*	37	154	1,2	1,1	0,3
Minestrone, *Biona*	63,5	266	1,9	1,4	11,7
Soupe aux pois cassés, *Danival*	46	192	2	1,6	5
Pizzas, pommes frites					
Pizza pepperoni, *Tofurky*	217	908	10,4	5,6	31,4
Pizza pesto supreme, *Tofurky*	217	908	5,6	7,2	33
Frites Bio, *Lutosa*	139,5	588,5	2,5	3,5	24,5

SUBSTITUTS DE LA VIANDE ET DE LA CHARCUTERIE

Aliments (pour 100 g) * = sous forme de traces a.d. = absence de données	Énergie		Macronutriments		
	Kilo-calories	Kilo-joules	Protéines	Lipides	Glucides
	kcal	kj	g	g	g
Tofu, seitan, tempeh					
Tofu-wok mariné, *Lima*	231	962	18	16	2,9
Tofu basilico, *Taifun*	196	817	17,7	12,9	1,7
Tempeh frais fumé, *Lima*	231	962	21,7	13,4	2,5
Tempeh à cuisiner, *Soy*	193	802	19	11	1,2
Seitan gourmet grill, *Lima*	144	607	19,1	4,6	6,2
Seitan mariné, *Biona*	137,9	577	28	0,7	5,2
Viande, poisson, burger					
Soyciss fumées, *Soy*	194	806	17	12	1,6
Haché végétal, *Idée Végétale*	167	696	13,6	9,9	3,2
Veggie scampis, *Vantastic Foods*	78	327	0,6	0,2	18,4
Croc'tofu à la provençale, *Soy*	154	641	14	7,9	3,7
Tapas burger cajou olive, *Taifun*	232	962	16,6	17	1,6
Charcuterie en tranches					
Végé'tranches fumées, *Wheaty*	234	978	27,3	12,2	2,9
Végé'tranches chorizo, *Wheaty*	252	1059	36	8,9	6,9
Saucisson, *Vantastic Foods*	214	894	16,9	12	9
Rondo, *Taifun*	210	873	18,8	12,9	3,8
Papillon, *Taifun*	211	879	19,2	12,3	4,6

SAUCES TOUTES PRÊTES

Pesto, ketchup, mayonnaise, sauces					
Ketchup, *Biona*	97	413	1,1	0,1	20,7
Ketchup sirop de riz, *Danival*	117	496	1,5	0,3	28,2
Mayonnaise, *Plamil*	509	2096	1	54	4,5

Aliments (pour 100 g) * = sous forme de traces a.d. = absence de données	Énergie		Macronutriments		
	Kilo-calories	Kilo-joules	Protéines	Lipides	Glucides
	kcal	kj	g	g	g
Mayonnaise à l'ail, *Plamil*	509	2096	1	54	4,5
Mayomi, *Sojami*	182	753	5,2	17,4	0,9
Sauce aigre-douce, *Biona*	113	478	0,4	*	26,5
Sauce au tofu façon bolognaise, *Danival*	79,6	334,7	2,3	2,3	11,7
Sauce indienne aux 7 épices, *Danival*	67,7	282,8	1,1	3,2	7,9
Sauce tomate basilic, *Naturalia*	52	214	1,7	2,1	4,6
Sauce shoyu, *Danival*	67,3	281	11,2	a.d.	7,1

Boissons

Boissons rafraîchissantes					
Citronnade, *Vitamont*	38		*	*	9,5
Eau de coco, *Dr. Antonio Martins*	63	264	2,3	0,3	12,2
Eau de coco, *Biona*	21,5	90	0	0	5,2
Limonade fruits du verger, *Bionade*	20	85	*	*	4,4
Limonade citron bergamote, *Bionade*	21	89	*	*	5,2
Jus, smoothies					
Jus pomme mangue acérola, *Bjorg*	53	224	*	*	12,5
Jus d'orange, *Naturalia*	39	163	0,8	*	8,5
Jus de clémentine, *Vitamont*	50	209	0,6	*	11,7
Smoothie poire vanille, *Vitamont*	29	121	0,5	*	14,9
Smoothie mangue coco, *Vitamont*	76	322	0,8	1	16

Divers

Substituts du sucre, sucres					
Sirop d'agave, *Biona*	305	1275	*	*	75
Nectar de fleurs de coco, *Biona*	307	1305	1	*	72
Sirop de riz, *Lima*	315	1339	1,1	*	76,8
Sirop d'érable, *Couleur Québec*	350	1465	0	0	90
Sirop d'agave brun, *Bjorg*	414	1760	*	*	103,5
Stevia, *Nevella/Netto*	371	1578	0	0	92,8
Substituts des œufs					
No egg, *Orgran*	313	1313	0,2	0,3	70,5
The vegg, *Vantastic Foods*	309	1295	33,1	3,7	36,1

Super-aliments

Grâce à leurs propriétés nutritionnelles hors du commun, les super-aliments apportent au corps humain une foule de substances actives bénéfiques. Ces aliments purement végétaux donnent un coup de pouce à l'organisme : ils peuvent, entre autres, en augmenter les performances. Certains d'entre eux remplacent avantageusement les compléments alimentaires car ils sont naturels, n'ayant pas été fabriqués ou synthétisés en laboratoire contrairement aux comprimés de vitamines. Les super-aliments exotiques sont souvent disponibles dans le commerce sous forme séchée, en poudre ou en granules. Cependant, de nombreux fruits et légumes bien de chez nous entrent également dans la catégorie des super-aliments.

Le tableau suivant rassemble des super-aliments que l'on peut acheter facilement en ligne ou dans les magasins bio. Comme il s'agit d'une tendance relativement récente, il n'est pas toujours facile d'avoir accès aux valeurs nutritionnelles de ces produits, dont certains n'ont pas encore été testés.

On trouvera des éléments de réponse dans les informations fournies par les fabricants ou sur Internet, notamment le site français http://www.eurekasante.fr et les sites canadiens http://www.passeportsante.net et http://www.extenso.org

INFO

Compléments alimentaires ou alimentation naturelle ?

Si l'alimentation est déséquilibrée, qu'elle soit conventionnelle, végétarienne ou végétalienne, il peut arriver que les apports en l'un ou l'autre nutriment soient insuffisants : le risque de carence est alors réel. Les compléments alimentaires permettent de renforcer au quotidien les apports en substances vitales, mais ils ne sauraient se substituer à une alimentation saine composée de produits frais et naturels.

SUPERALIMENTS

Aliments (pour 100 g) * = sous forme de traces a.d. = absence de données	Apports en énergie et macronutriments				
	Kilocalories	Kilojoules	Protéines	Lipides	Glucides
	kcal	kj	g	g	g
Açai (fruit d'un palmier d'Amérique du Sud), baies séchées d'~	90	496	1,1	4,7	0,2
Acérola, concentré d'~	250	1048	2,8	2,7	42,5
Acérola, jus d'~	21	86	0,2	0,2	3,8
Aloe vera, jus d'~	2	8	0,1	-	0,4
Ashwangandha, poudre d'~	280	900	4	*	2
Pain de singe (fruit du baobab ; origine : Afrique), poudre de ~ ou de baobab	179	750	2	-	26
Fenugrec (Inde), graines de ~	347	1453	23	6,4	48,3
Camu-camu (baies de ~ ; origine : Amazonie), poudre de ~	370	1545	5,7	0,3	86,1
Chia (graines d'une plante des déserts d'Amérique du Sud), graines de ~	444	1832	21,2	31,4	4,9
Chlorella (algue d'eau douce), poudre de ~	326	1370	57,5	6,7	11,2
Souchet comestible (tubercules d'une plante de la famille des papyrus), farine de ~	563	2345	4,6	24,9	63,6
Souchet comestible, séché	386	1635	7,3	26	32
Psyllium blond, cosses (graines de puce, cosses d'ispaghula)	20	85	1,9	0,6	1,7
Herbe d'orge, poudre d'~	216	916	21,8	2,8	26
Ginkgo, extrait sec, gélules de ~	154	645	1	0,9	46,3
Goji (fruit du lyciet commun, arbuste de Chine), baies de ~ séchées	321	1344	10,7	1,8	64
Guarana (graines d'une liane ; origine : Amazone), poudre de ~	295	1235	13,3	3,5	42,6
Chanvre, protéine de graines de ~ en poudre	396	1657	47,5	12	24,5
Chanvre, graines séchées	455	1877	24	31,8	2,8
Chanvre, graines décortiquées	579	2424	32	42	10,5

	Sels minéraux			Vitamines					
	Calcium	Magnési-um	Fer	A	E	B_1	B_2	B_6	C
	mg	mg	mg	µg	mg	mg	mg	mg	mg
	48	21	1	5	0	0,7	0	0	17
	174	174	3,4	0	4,2	0,2	0,9	0,1	15182
	12	12	0,2	0	0,3	*	*	*	1026,2
	a.d.	a.d.	a.d.	a.d.	a.d.	a.d.	a.d.	a.d.	a.d.
	a.d.	a.d.	a.d.	a.d.	a.d.	a.d.	a.d.	a.d.	a.d.
	a.d.	a.d.	a.d.	a.d.	a.d.	a.d.	a.d.	a.d.	a.d.
	176	191	33,5	0	0	0,3	0,4	0,2	3
	a.d.	a.d.	a.d.	a.d.	a.d.	a.d.	a.d.	a.d.	a.d.
	500	290	6,5	0	29,1	0,89	0	0	0
	330	360	210	0	8,9	1,29	3,1	0,96	2,6
	0,2	1,1	a.d.	a.d.	a.d.	a.d.	a.d.	a.d.	a.d.
	a.d.	93	4	a.d.	a.d.	a.d.	a.d.	a.d.	a.d.
	a.d.	a.d.	a.d.	a.d.	a.d.	a.d.	a.d.	a.d.	a.d.
	832	179	37,3	1,2	2,4	0,04	1,73	0,67	7,3
	a.d.	a.d.	a.d.	a.d.	a.d.	a.d.	a.d.	a.d.	a.d.
	7,1	a.d.	71,4	7,1	a.d.	a.d.	a.d.	a.d.	71,4
	a.d.	a.d.	a.d.	a.d.	a.d.	a.d.	a.d.	a.d.	a.d.
	a.d.	a.d.	a.d.	a.d.	a.d.	a.d.	a.d.	a.d.	a.d.
	a.d.	a.d.	a.d.	a.d.	a.d.	a.d.	a.d.	a.d.	a.d.
	50	30	a.d.	a.d.	a.d.	a.d.	a.d.	a.d.	a.d.

Aliment (pour 100 g) * = sous forme de traces a.d. = absence de données	Apports en énergie et macro-nutriments				
	Kiloca-lories	Kilojoules	Protéines	LIpides	Glucides
	kcal	kj	g	g	g
Haritaki, poudre de ~	a.d.	a.d.	a.d.	a.d.	a.d.
Mousse d'Irlande (*Chondrus crispus* ; origine : Pacifique sud), crue	321	1344	7,1	0	71,4
Cacao, fèves de ~ séchées	342	1433	19,8	24,5	10,8
Cacao, beurre de ~ solide	581	2433	-	100	-
Cacao, grué de ~ cru	577	2417	9,6	48,1	22,5
Cacao, poudre de ~ légèrement dégraissée	339	1420	22,6	19,8	17,8
Caroube (pulpe des gousses du caroubier), farine ou poudre de ~	240	1005	4,6	0,7	49
Coco, sucre de fleur de ~	388	1625	1,2	1	93,4
Lucuma (fruits des zones montagneuses sub-tropicales ; origine : Amérique du Sud), poudre de ~	329	1377	1,4	2,4	84,3
Maca (racine des hauts-plateaux du Pérou), racine de ~	364	1547	15,9	k. A.	72,2
Mangoustan frais	74	309	0,6	0,6	15,9
Mangoustan séché	308	1288	2,5	2,5	66,2
Maqui (baies du ~ ; origine : Amérique du Sud), baies de ~ crues en poudre	400	1675	5	6	25
Mûres (fruits du mûrier), séchées	303	1278	8,4	2,3	57,5
Mesquite (graines à saveur sucrée des gousses du mesquite), poudre ou farine de ~	380	1591	16	3,4	36
Moringa oleifera, poudre de ~	92	385	6,7	1,7	13,4
Noni (fruit du ~), jus de ~	15	62	0,5	0,1	3,2
Coryceps (champignon asiatique), poudre de ~					
Reishi (champignon), poudre de ~	81	342	9,4	1,1	8,2
Schisandra chinensis (baies ; origine : nord-est de l'Asie), baies de ~ séchées	293	1234	1,2	4,3	45,1
Shatavari (plante proche de l'asperge ; origine : Inde), poudre de ~	20	85	0	0	3,9
Spiruline (micro-algue), poudre de ~	371	1553	60,4	4,1	20,4
Spiruline (micro-algue), crue	37	153	5,9	0,1	2,1
Herbe de blé bio, poudre d'~	195	825	21,5	2,4	21,8

Sels minéraux			Vitamines					
Calcium	Magnésium	Fer	A	E	B_1	B_2	B_6	C
mg	mg	mg	µg	mg	mg	mg	mg	mg
a.d.	a.d.	a.d.	a.d.	15	a.d.	a.d.	0,24	0,9
7,1	17,8	a.d.	a.d.	a.d.	a.d.	a.d.	a.d.	a.d.
114	414	12,5	0	0,7	0,1	0,4	0,1	-
6	2,2	0,2	a.d.	a.d.	a.d.	a.d.	a.d.	*
a.d.	a.d.	a.d.	a.d.	a.d.	a.d.	a.d.	a.d.	a.d.
154	545	46,8	0	4,7	0,12	0,18	0,34	0
348	54	2,9	0	0	0	0,46	0,36	0
0	31	1,8	0	0	73	0	33,29	20,1
92	a.d.	a.d.	a.d.	a.d.	a.d.	0,3	a.d.	a.d.
335	1300	13	0,1	0	0,4	0,27	1,36	1,1
15	16	0,4	0	0,5	0,05	0,015	0,05	2,7
63	67	1,7	0	1,9	1,7	*	0,2	9
a.d.	a.d.	a.d.	a.d.	a.d.	a.d.	a.d.	a.d.	a.d.
a.d.	a.d.	a.d.	a.d.	a.d.	a.d.	a.d.	a.d.	a.d.
520	140	18	a.d.	a.d.	a.d.	a.d.	a.d.	a.d.
440	25	7	6,8	a.d.	0,2	<0,1	0	220
a.d.	a.d.	a.d.	a.d.	a.d.	a.d.	a.d.	a.d.	a.d.
a.d.	a.d.	a.d.	*	a.d.	0,2	1,5	0,4	*
a.d.	a.d.	a.d.	a.d.	a.d.	a.d.	a.d.	a.d.	a.d.
24	14	2,2	a.d.	a.d.	a.d.	a.d.	0,091	5,6
644	920	20	a.d.	a.d.	1,91	3,31	0,32	5,7
70	100	2,3	a.d.	a.d.	0,2	0,3	*	0,9
a.d.	137	a.d.	a.d.	a.d.	a.d.	a.d.	a.d.	a.d.

Index alphabétique

A

B

C

D

E

F

G

H

I

L

M

T

V

Y

Index des recettes

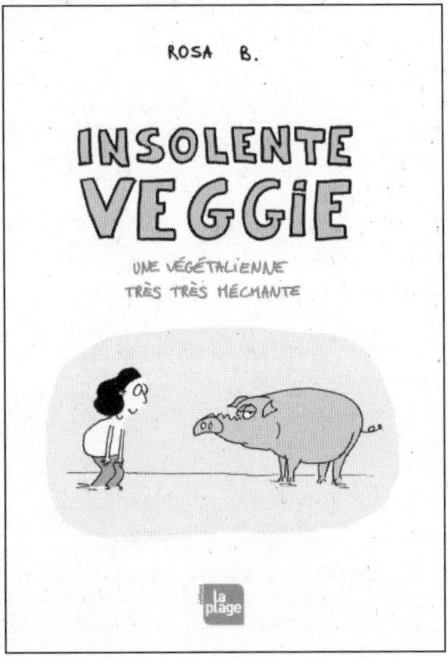

Chez le même éditeur

Insolente Veggie, une végétalienne très très méchante

Rosa B - Préface de Brigitte Gothière, cofondatrice de l'association L214

Le fameux cri de la carotte, vous connaissez ? Découvrez l'humour incisif d'Insolente Veggie, cette végétalienne aussi drôle que méchante en laquelle chaque végétarien et vegan se reconnaîtra ! Des péripéties culinaires au militantisme, plus de 50 histoires pour rire, s'indigner et réfléchir !

Rosa B. est devenue depuis 2007 l'une des porte-parole les plus drôles et décalées de la cause animale. À travers son blog insolente-veggie.com, elle décrit avec humour le quotidien des végétariens et des vegans d'aujourd'hui.

978-2-84221-446-3 - 15,90 €

Achevé d'imprimer en septembre 2016